Medizinische Informatik und Statistik

Herausgeber: S. Koller, P. L. Reichertz und K. Überla

25

Ausbildung in Medizinischer Dokumentation, Statistik und Datenverarbeitung

Symposium anläßlich des zehnjährigen Bestehens der Schule für Medizinische Dokumentationsassistenten der Universität Ulm Neu-Ulm, 10. Juli 1979

Herausgegeben von Wilhelm Gaus

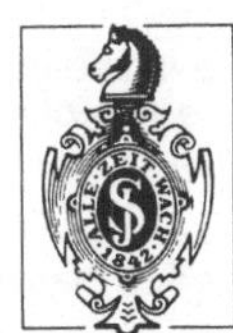

Springer-Verlag
Berlin Heidelberg New York 1981

Reihenherausgeber
S. Koller, P. L. Reichertz, K. Überla

Mitherausgeber
J. Anderson, G. Goos, F. Gremy, H.-J. Jesdinsky, H.-J. Lange,
B. Schneider, G. Segmüller, G. Wagner

Bandherausgeber
Wilhelm Gaus
Universität Ulm
Schule für Medizinische
Dokumentationsassistenten
Schlossbau 38
7900 Ulm-Wiblingen

ISBN-13:978-3-540-10280-9   e-ISBN-13:978-3-642-81514-0
DOI: 10.1007/978-3-642-81514-0

CIP-Kurztitelaufnahme der Deutschen Bibliothek
Ausbildung in medizinischer Dokumentation, Statistik und Datenverarbeitung /
Symposium anlässl. d. Zehnjährigen Bestehens d. Schule für Med. Dokumentations-
assistenten d. Univ. Ulm, Neu-Ulm, 10. Juli 1979. Hrsg. von Wilhelm Gaus. – Berlin, Heidelberg,
New York: Springer, 1981.
(Medizinische Information und Statistik; 25)
ISBN-13:978-3-540-10280-9

NE: Gaus, Wilhelm [Hrsg.]; Symposium anlässlich des Zehnjährigen Bestehens der Schule für
Medizinische Dokumentationsassistenten der Universität Ulm <1979, Neu-Ulm>; Schule für
Medizinische Dokumentations-Assistenten <Ulm>

2145/3140-543210

```
******************
*                *
*   Begrüßung    *
*                *
******************
```

Prof. Dr. Theodor M. Fliedner,
Dekan der Fakultät für Theoretische Medizin der Universität Ulm
Oberer Eselsberg, D-7900 Ulm-Donau

Im Auftrage des Rektors, Herrn Prof. Dr. E.F. Pfeiffer und des Senats
der Universität Ulm darf ich alle Teilnehmer des Symposiums "Ausbildung
in Medizinischer Dokumentation, Statistik und Datenverarbeitung" herzlich begrüßen, die sich eingefunden haben, um auf diese Weise das 10-
jährige Bestehen der Schule für Medizinische Dokumentationsassistenten
festlich zu würdigen.

Die Universität weiß um die Bedeutung ihrer Schulen für Medizinische
Assistenzberufe. Sie selbst benötigt ständig qualifizierte Medizi-
nisch-Technische Laboratoriumsassistenten und Logopäden und - last but
not least - Medizinische Dokumentationsassistenten zur Erfüllung ihrer
Aufgaben in Lehre, Forschung und Krankenversorgung.

Eine moderne Krankenversorgung ist ohne eine qualitativ einwandfreie
Dokumentation, Statistik und Datenverarbeitung nicht möglich. Sie bildet die Grundlage für epidemiologische Aussagen, die für die Weiterentwicklung des Netzes der sozialen Sicherung in unserem Land von größter
Bedeutung sind. Die Absolventen unserer Schule sind überall sehr ge-
sucht, da es bekannt ist, daß sie eine erstklassige Ausbildung genossen
haben. Ohne die Mitarbeit von qualifizierten Dokumentationsassistenten
würden viele Institutionen der präventiven, kurativen und rehabilitati-
ven Medizin ihre Aufgaben nur unvollkommen erfüllen können.

Aus diesem Grunde erfüllt es die Universität Ulm mit Genugtuung, daß
ihre Schule für Medizinische Dokumentationsassistenten auf eine nunmehr
10-jährige erfolgreiche Tätigkeit zurückblicken kann. Im Vertrauen auf
eine weitere erfolgreiche Arbeit von Ausbildern und Auszubildenden wünschen wir Ihnen für dieses Jubiläums-Symposium einen guten Verlauf.

Prof. Dr. Karl Überla,
Präsident der Deutschen Gesellschaft für Medizinische Statistik,
Informatik und Dokumentation
Institut für Med.Informationsverarbeitung, Statistik und
Biomathematik
Marchioninistr. 15, D-8000 München-70

Spektabilis, meine Damen und Herren,

als Präsident der Deutschen Gesellschaft für Medizinische Statistik,
Informatik und Dokumentation möchte ich Ihnen - der Schule und allen
Gästen - herzliche Glückwünsche überbringen zur 10-Jahresfeier. Ich
habe Ihnen namens der Fachgesellschaft zu der Leistung zu gratulieren,
die hier in den letzten 10 Jahren erbracht wurde. Und ich darf Ihnen
Glück wünschen für die Zukunft.

10 Jahre sind sehr wenig und sehr viel, je nachdem, mit welchem Zeitho-
rizont man sie vergleicht. Die Schule kommt gewissermaßen in die Puber-
tät, die Kindheit ist vorbei. Die GMDS hat die ersten 10 Jahre der
Schule begleitet, von der Gründung an, und sie wird die Geschicke der
Schule weiter wohlwollend begleiten.

Es ist mir eine ganz persönliche Freude, wieder einmal hier in Ulm zu
sein. Meine Vergangenheit verbindet mich mit dieser Universität und mit
dieser Schule. Wir haben vor 10 Jahren die Gründung der Schule bean-
tragt und durchgesetzt. Damals gab es noch nichts Vergleichbares. Wir
haben die ersten Lehrpläne gemacht und standen den ersten 12 Schülern
gegenüber, von denen heute einige da sind. Es war damals nichts gesichert, die Finanzierung wurde Jahr für Jahr ausgehandelt, die Universität stand dem Unternehmen am Anfang nicht immer freundlich gegenüber,
das Berufsbild war unklar. Langsam, nach vielen Jahren, haben wir die
staatliche Anerkennung durchgesetzt. Es kam die Gründung der Schwester-
schule in Gießen und es kam die Gründung des Studiengangs Medizinische
Informatik in Heilbronn/Heidelberg - Entwicklungen, zu denen diese
Ulmer Schule wesentlich beigetragen hat. Heute hat der Deutsche Verband
Medizinischer Dokumentare e.V. - wie sich die Vereinigung der Absolventen nennt - knapp 400 Mitglieder und ist eine starke Vereinigung, die
eng mit der GMDS zusammenarbeitet.

Die Universität Ulm hat gut daran getan, Schulen unter ihre Fittiche zu
nehmen. Der Studentenberg wird in den nächsten Jahren nicht kleiner und
alle Modelle zur Untertunnelung dieses Studentenbergs sind auf verkürz-
te Studiengänge angewiesen. Hier hat die Universität einen wichtigen
Beitrag geleistet, freilich durch Verschulung, einer der wenigen Auswe-
ge, die ihr geblieben sind.

Es liegt nahe, nach 10 Jahren darüber zu reflektieren, wie es weitergehen soll mit unseren Schulen für Medizinische Dokumentationsassistenten. Soll man diese Schule zu einem vollen 3-jährigen Studiengang innerhalb der Universitäten ausbauen? Vom Bedarf der Praxis her gesehen
wäre dann ein Ausbildungsgang auf der Ebene darunter erforderlich.

Vielleicht liegt hier eine Lösung für die Zukunft: Zwei Ausbildungsgänge, einer kurz, etwa 1 Jahr, einer 3 Jahre, gefächert beide nach Spezialrichtungen, beide abgestimmt im Ausbildungsplan mit dem des Medizinischen Informatikers. Hier stellt sich eine innovative Aufgabe für alle Beteiligten und die GMDS wird diesen Bereich in der nächsten Zeit sehr sorgfältig weiterverfolgen. Sie hat ja eine Vielfalt von Aktivitäten auf dem Unterrichtssektor entwickelt, ich erinnere hier etwa an die Zertifikate für Informatik und Biometrie. Ziel der kommenden Jahre muß eine Lösung aus einem Guß sein.

Haben die Schüler Freude an der Ausbildung? Ich glaube man kann das bejahen.

Sind die Absolventen zufrieden mit ihrem Beruf? Im großen und ganzen ja, man findet aber auch Kritik. Es genügt offenbar nicht, daß alle Absolventen relativ gutbezahlte Stellen bekommen, daß der Bedarf grösser ist als das Angebot. Vor 10 Jahren haben wir das als das Entscheidende angesehen und es ist wohl auch heute noch das Entscheidende. Ein Teil des Unbehagens der im Beruf stehenden Absolventen kommt daher, daß es im Leben immer ein Oben und Unten gibt, und daß der Medizinische Dokumentationsassistent nicht gerade sehr hoch oben angesiedelt ist. Dies sieht man zu Beginn, als einer der sich mit Abitur um einen Platz bewirbt, nicht so deutlich. In der Berufspraxis ist der Arzt oder der Mathematiker dann Dienstvorgesetzter, obwohl er manchmal, frisch vom Examen kommend, weniger weiß. Wenn man dies als Medizinischer Dokumentationsassistent nicht tragen will, ist man mit der Situation unzufrieden oder beginnt ein weiteres Studium.

Es gibt freilich auch die vielen zufriedenen Medizinischen Dokumentationsassistenten, die voll in ihrem Beruf aufgehen. Dafür gibt es gute Gründe. Es gibt soviel zu helfen, und zwar dem einzelnen kranken Menschen, der in der Informationsflut eher ertrinkt, als mit Lust schwimmt. Es gibt soviel zu leisten in der Verbesserung der Information in der Medizin, auch wenn es nicht groß herauskommt und Kleinarbeit ist, die nur dem Betroffenen z.B. dem Wissenschaftler nützt. Es gibt soviel zu verbessern in dem Medizinprozeß, so viele kleine Schritte sind zu tun zu einer besseren Medizin, auch wenn dies lautlos geschieht und kaum einer den zugrundeliegenden Prozeß erkennt.

Wem dieses Dienen am Ganzen, z.B. als Medizinischer Dokumentationsassistent nicht genügt, dem möchte ich sagen: Wagen Sie Neues. Durchbrechen Sie die Denkschablonen, Ihre eigenen zuerst und dann die Ihrer Umgebung - wenn Sie stark und intelligent genug dazu sind - und sind Sie es zufrieden, wenn Sie es nicht sind.

Wenn Sie Neues wagen mit ganzem Einsatz, werden Sie weiter ein Stück Welt verändern, und sei es von Ulm aus, und sei es als Medizinischer Dokumentationsassistent.

Viel Glück dazu in den nächsten 10 Jahren.

Prof. Dr. Wilhelm Gaus,
Leiter der Schule für Medizinische Dokumentationsassistenten
der Universität Ulm
Klinische Dokumentation
Prittwitzstr. 6, D-7900 Ulm

Nach bürgerlichem Recht, meine Damen und Herren, wird ein Mensch mit 18 Jahren erwachsen. Die Schule für Medizinische Dokumentationsassistenten der Universität Ulm ist erst 10 Jahre alt, ist also im Vergleich mit einem Menschen nach bürgerlichem Recht noch lange nicht erwachsen. Deshalb wollen wir bei dieser 10-jährigen Geburtstagsfeier keinen Rückblick halten, sondern das tun, was Aufgabe der Dokumentation und der Dokumentare ist, nämlich andere informieren; informieren über Ausbildungsmöglichkeiten in medizinischer Dokumentation, Statistik und Datenverarbeitung.

Dazu begrüße ich besonders

- Vertreter der zuständigen Fachgesellschaften und Standesorganisationen

- Vertreter der Universität Ulm

- die Fachkollegen und Mitarbeiter von Universitäts-
  und Forschungsinstitutionen

- Vertreter anderer Ausbildungseinrichtungen aus unserem
  Fachgebiet

- Berufsberater aus der Arbeitsverwaltung

- Vertreter der Pharma- und der Computerindustrie sowie

- Interessenten aus dem In- und Ausland.

Gestatten Sie bitte, daß ich diese Begrüßung benutze, um meinen Dank an die neben- und hauptamtlichen Lehrkräfte der Schule zu geben. Ohne ihren zum Teil sehr selbstlosen Einsatz hätte die Schule nicht aufgebaut werden können und könnte die Schule auch heute nicht existieren. Dank aber auch an unsere ehemaligen und heutigen Schüler, die mit Fleiß, Umsicht und Ausdauer lernen und so ebenfalls zum Gelingen der Schule beitragen.

Dank schließlich auch an die Vertreter der Presse, die die Entstehung und die Entwicklung der Schule begleitet haben und das Wissen um diese Schule ins Land hinausgetragen haben.

Vor 10 Jahren stand die Schule für Medizinische Dokumentationsassistenten der Universität Ulm – abgesehen vom Lehrinstitut für Dokumentation in Frankfurt – allein auf dem weiten Felde der Ausbildungseinrichtungen unseres Fachgebiets. Heute ist die Schule eingebettet in mehrere verwandte Berufsbilder. Wir freuen uns über diese Gesellschaft, sehen darin eine gewisse Bestätigung unserer damaligen Ideen und wollen miteinander und gemeinsam die großen anstehenden Informationsprobleme in der Medizin angehen. Dieses heutige Symposium soll uns einen Überblick über die Ausbildungsmöglichkeiten und die Ausbildungsinhalte im Bereich der medizinischen Dokumentation, Statistik und Datenverarbeitung geben.

Im ersten Vortrag wollen wir den Blick über den medizinischen Zaun hinausheben ins allgemeine Dokumentations- und Bibliothekswesen. Im zweiten und dritten Vortrag werden zwei Ausbildungsmöglichkeiten in medizinischer Informatik vorgestellt. Der vierte Vortrag behandelt die Ausbildung vergleichbarer Berufe im Ausland. Die Mittagspause wollen wir benutzen, um die diesjährigen Zeugnisse und Buchpreise zu übergeben. Der Nachmittag ist dem Berufsbild des Medizinischen Dokumentationsassistenten gewidmet, seiner Ausbildung und seiner Berufstätigkeit, vor allem werden im Beruf tätige Medizinische Dokumentationsassistenten aus ihrer Arbeit berichten. Das Symposium wird abgeschlossen durch eine Podiumsdiskussion über derzeit offene Fragen und einen Ausblick, wie es in Zukunft weitergehen soll.

Ich wünsche allen Anwesenden viel Gewinn aus diesem heutigen Tag.

```
***************************
*                         *
*   Inhaltsverzeichnis    *
*                         *
***************************
```

```
***************************************************************
*                                                             *
*   Ausbildungsgänge im allgemeinen Dokumentations- und       *
*                 Bibliothekswesen                            *
*                                                             *
***************************************************************
```

von

Dr. Hans-Peter Geh
Leitender Bibliotheksdirektor der Württ. Landesbank
Konrad-Adenauer-Straße 8, D-7000 Stuttgart

Es ist ein nahezu unmögliches Unterfangen, in einem kurzen Referat die recht umfangreiche Palette der Ausbildungsgänge im allgemeinen Dokumentations- und Bibliothekswesen im Einzelnen darzustellen. Ich muß mich daher hinsichtlich der Behandlung der Ausbildungsgänge im Dokumentationswesen auf die wichtigsten diesbezüglichen Angaben beschränken. Dies bedeutet, daß ich z.B. weder auf das Berufsbild, die Einsatzbereiche der verschiedenen Dienste noch etwa auf Einzelheiten der Lehrpläne eingehen kann. Und was das Bibliothekswesen anbetrifft, ist auf Grund der Kulturhoheit der Länder das Spektrum der Ausbildungsgänge so breit gefächert, daß es sinnlos wäre, auch nur den Versuch zu unternehmen, einzelne der derzeit gültigen Ausbildungsgänge in diesem Rahmen herauszugreifen. Vielmehr will ich versuchen - und dies dürfte von besonderem Interesse sein, die Entwicklungstendenzen, die sich derzeit bezüglich der Ausbildung des gehobenen Dienstes abzeichnen, nämlich eine mehr oder minder gemeinsame Ausbildung von Bibliothekaren und Dokumentaren, an zwei Beispielen - Niedersachsen und Baden-Württemberg - aufzuzeigen. Denn hier ist - durch die immer stärker werdende Verflechtung im Informationswesen zwangsläufig ausgelöst - endlich eine Entwicklung auf dem Ausbildungssektor in Gang gekommen, die in der Bundesrepublik bisher sträflich vernachlässigt worden ist.

Zunächst werde ich nun auf die Ausbildung im allgemeinen Dokumentationswesen eingehen und auch die Studiengänge der Informationswissenschaft an der Freien Universität Berlin und an der Universität Düsseldorf streifen. Daran soll sich eine kurze Darstellung der bisher erarbeiteten Konzeptionen der gemeinsamen Ausbildung für Bibliothekare und Dokumentare des gehobenen Dienstes in Niedersachsen und Baden-Württemberg anschließen.

I. <u>Ausbildungsgänge im allgemeinen Dokumentationswesen</u>

Im Dokumentationswesen werden ausgebildet

1. Dokumentationsassistenten
2. Diplomierte Dokumentare und
3. Wissenschaftliche Dokumentare

Zu 1. <u>Ausbildung der Dokumentationsassistenten</u>

Seit Oktober 1978 wird nach Ablösung der dezentralen theoretischen Ausbildung der 2-jährige Ausbildungsgang für Dokumentationsassistenten wie folgt gegliedert:

Berufspraktische Ausbildung I : 46 Wochen
Fachtheoretische Ausbildung I : 6 Wochen
Berufspraktische Ausbildung II : 46 Wochen
Fachtheoretische Ausbildung II : 6 Wochen

Die fachtheoretische Ausbildung findet im Lehrinstitut für Dokumentation (LID) in Frankfurt am Main statt, ebenso die Zwischenprüfung nach dem ersten fachtheoretischen Abschnitt und die Abschlußprüfung.
Eingangsvoraussetzungen für die Ausbildung zum Dokumentationsassistenten sind der Abschluß einer Realschule oder Fachhochschulreife oder der erfolgreiche Besuch einer Hauptschule nebst einer
abgeschlossenen Lehre in einem als Vorbildung geeigneten Berufe
(z.B. Buchhändler). Daneben sind englische Sprachkenntnisse und
Fertigkeiten im Maschinenschreiben nachzuweisen.

Die Zulassung zur Ausbildung erfolgt durch eine Zulassungskommission, die über Bewerbungen, die ihr von den Ausbildungsdokumentationsstellen zugeleitet werden, zu entscheiden hat.

Die berufspraktische Ausbildung, die den Auszubildenden mit allen
vorkommenden Arbeiten eines Dokumentationsassistenten vertraut
machen soll, setzt sich aus 11 Bausteinen zusammen:

- Einführung in die Organisation und Aufgaben der Ausbildungsdokumentationsstelle
- Beschaffung von Dokumenten und Daten
- Formales Erfassen
- Dateneingabe und Datenkontrolle
- Speichern von Information
- Anlegen und Führen von Dokumenten und Datensammlungen
- Sachliche Erschließung von Dokumenten
- Informationsleistungen
- Reprotechnische Arbeiten
- Arbeiten im Verwaltungsbereich
- Verfügungszeit für stellentypische Arbeiten

Die theoretische Ausbildung, die, wie bereits erwähnt, in zwei
Blöcken am LID erfolgt, umfaßt rund 280 Stunden und enthält folgende Lehrgebiete:

- Einführung in das IuD-Wesen
- Beschaffung und formale Erfassung
- Sachliche Erschließung
- Manuelle Speichertechnik
- Informationsleistungen
- Bibliotheksbenutzung
- Organisations- und Verwaltungstechnik
- Maschinelle Verfahren
- Reprotechnische Verfahren

Daneben sind Besichtigungen vorgesehen:

- Universitätsbibliothek
- Spezialbibliothek
- Öffentliche Bibliothek
- Zwei Dokumentationsstellen
- Archiv
- Verlag
- Druckerei

In den letzten Jahren wurden durchschnittlich 10 Dokumentationsassistenten pro Jahrgang ausgebildet, eine sicherlich viel zu
geringe Zahl angesichts des stetig steigenden Bedarfs.

Zu 2. <u>Ausbildung des diplomierten Dokumentars</u>

Die neue Ausbildung, die seit Herbst 1978 praktiziert wird, gliedert sich in einen 1-wöchigen Einführungslehrgang, eine 2- jährige praktische Ausbildung mit einem 2-wöchigen Lehrgang zu Beginn
des zweiten Ausbildungsjahres und eine 1-jährige theoretische
Ausbildung am LID.

Als Zulassungsvoraussetzung gilt in der Regel Abitur. Die Zulassung erfolgt durch ein zentrales Auswahlverfahren beim LID (Test-
untersuchungen und Rundgespräch). Die Auszubildenden erhalten
einen Ausbildungsvertrag und eine Ausbildungsvergütung von monatlich etwa DM 800,--. Der Einführungslehrgang wird im LID durchgeführt und beinhaltet theoretischen Unterricht, Informationsbesu-
che und Kolloquien.

Die praktische Ausbildung enthält 12 Bausteine:

- Organisation und Aufgaben der Ausbildungsdokumentationsstelle
- Beschaffung von Informationsmaterial
- Formale Erfassung
- Sachliche Erschließung
- Datenerfassung
- Verarbeitung und Speicherung
- Informationsvermittlung
- Reprographische Arbeiten
- Arbeiten im Verwaltungsbereich
- Arbeiten im Organisationsbereich
- Verfügungszeit für stellentypische Arbeiten
- Externe Praktika

Der 2-wöchige Zwischenlehrgang am LID zu Beginn des zweiten praktischen Ausbildungsjahres setzt sich aus theoretischem Unterricht
mit bestimmten Schwerpunkten, Seminaren und Kolloquien zusammen.

Die 1-jährige theoretische Ausbildung gliedert sich in drei Tri-
mester. Der Stoff wird vermittelt bzw. erarbeitet in Form von
Vorträgen, Gruppenarbeit, Übungen und Seminaren. Nach Abschluß
des dritten Trimesters ist eine 6-wöchige Hausarbeit anzufertigen, die zugleich Bestandteil der schriftlichen Prüfung ist.

Die neun Lehrgebiete umfassen Entwicklung und Stand des Informationswesens, Organisation und Betrieb von Bibliotheken und Dokumentationsstellen, formale und maschinelle Erfassung; Medienkunde
und Medienbeschaffung, sachliche Erschließung, Ordnungssysteme
und Ordnungstechnik, Information und Bibliographie, Datenverarbeitung, Reprographie, Rechts- und Verwaltungskunde.
Ergänzend sei angemerkt, daß künftig eine Verstärkung und Vertiefung des DV-bezogenen Unterrichts im Bereich des "information
retrieval" vorgesehen ist. Abschließend sei noch erwähnt, daß
durchschnittlich 25 diplomierte Dokumentare jährlich ausgebildet
werden. Auch hier gilt sicherlich, was ich zu diesem Punkt bereits bei den Dokumentationsassistenten zum Ausdruck gebracht habe.

Zu 3. <u>Wissenschaftlicher Dokumentar</u>

Auch die 2-jährige Ausbildung des wissenschaftlichen Dokumentars gliedert sich in einen praktischen und einen theoretischen Teil. So wird eine 1-jährige Tätigkeit in einer Dokumentationsstelle für die Teilnahme am Jahreslehrgang im LID vorausgesetzt. Die Zulassungsvoraussetzungen sind ein abgeschlossenes Hochschulstudium bzw. die Erfüllung der Voraussetzungen für die Laufbahn des höheren Dienstes.

Über die Zulassung zum Lehrgang entscheidet eine Kommission entweder nach Aktenlage oder im Anschluß an ein Gespräch, das mit dem Bewerber geführt wird.

Der Jahreslehrgang am LID gliedert sich in 12 Lehrabschnitte, die insgesamt 12 Wochen mit je 40 Stunden umfassen.

Es wird dabei vorausgesetzt, daß der Lehrgangsteilnehmer zwischen den Lehrabschnitten, in der er ja in der Regel in seiner Dokumentationsstelle tätig ist, genügend Zeit zur Vor- und Nachbereitung hat.

Die Lehrgebiete der LID umfassen:

- Institutionelle und funktionelle Aufteilung des IuD-Bereichs
- Beschaffung und formale Erfassung von Dokumenten und Daten
- Datenverarbeitung und Netzwerke
- Ordnungsprinzipien und Dokumentationssprachen
- Reprographie
- Dokumentanalyse und -beschreibung
- Information retrieval
- Informationsdienstleistungen
- Planung, Organisation und Betrieb von IuD-Einrichtungen
  und -systemen

Daneben werden Kolloquien, Sondervorträge und Seminare angeboten.

Erwähnenswert ist in diesem Zusammenhang, daß keine fachspezifische Ausbildung geboten wird, sondern in der Ausbildung die Grundlage für alle Bereiche von Wissenschaft, Technik, Wirtschaft und Verwaltung gelegt werden.

Und schließlich wäre noch anzumerken, daß die Zahl der jährlich ausgebildeten wissenschaftlichen Dokumentare bei durchschnittlich 18 liegt.

Die Erläuterung der drei Ausbildungsgänge im Dokumentationswesen wäre jedoch unvollständig, wenn nicht wenigstens einige wichtige kritische Punkte genannt würden:

a) Die fehlende staatliche Anerkennung der Prüfungen,

b) Probleme, die durch die unterschiedliche Trägerschaft der Dokumentationsstellen hervorgerufen werden,

c) die zuweilen etwas schwierige Abstimmung zwischen praktischer und theoretischer Ausbildung durch die unterschiedlichen Arbeitsweisen in den Ausbildungsstellen und

d) die zu kurze theoretische Ausbildung der wissenschaftlichen
Dokumentare, deren Ursache in fehlenden finanziellen Mitteln
zu sehen ist.

4. **Informationswissenschaftliches Studium im Institut für
Publizistik und Dokumentationswissenschaft an der FU Berlin**

In diesem Bereich werden folgende Ausbildungsprogramme angeboten:

a) Hauptfachstudium Informations- und Dokumentationswissenschaft
im Rahmen einer Magisterprüfungsordnung

Dieses Hauptfachstudium umfaßt 50% am gesamten Studienanteil.
Die anderen 50% entfallen entweder auf ein weiteres Hauptfach
oder zwei Nebenfächer, wobei es sich vornehmlich um Fächer aus
dem Bereich der Geistes- oder Sozialwissenschaften handelt.

b) Nebenfachstudium im Rahmen der Magisterprüfungsordnung

c) Wahlfach für Studiengänge, etwa aus. dem Bereich der Politik,
Soziologie, Politologie

d) Ergänzungsstudium für Studenten mit einem bereits abgeschlossenen Hochschulstudium.

Schließlich ist die Promotion zum Dr. phil. möglich.

Um ein Beispiel zur Veranschaulichung herauszugreifen, möchte ich
kurz auf das Hauptfachstudium eingehen. Es gliedert sich in ein
Grund- und Hauptstudium. Im Grundstudium sind u.a. folgende Lehrgebiete zu belegen:

- Arbeitstechnik
- Kommunikation und Sprache
- Empirie und Statistik
- Informationstechnologie
- Politische Ökonomie
- Dokumentationsmethodik
- Dokumentationssprachen
- Informationssoziologie und -politik

Das Hauptstudium dient zur Vertiefung einiger Schwerpunktbereiche
in Seminaren und Praxisübungen. Außerdem wird die Teilnahme an
einem Projekt zur Pflicht gemacht.

Das Studium wird durch eine Magisterarbeit und eine 1-stündige
mündliche Prüfung abgeschlossen.

Um auch hier eine Zahl zu nennen sei erwähnt, daß im Sommersemester 1978 die Gesamtstudentenzahl 80-90 betragen hat, wovon über
30 Informationswissenschaft als Hauptfachstudium belegt hatten.

5. <u>Informationswissenschaftlicher Studiengang an der Universität</u>
<u>Düsseldorf</u>

1974 wurde in Düsseldorf eine Professur für Philosophie und Informationswissenschaften eingerichtet, so daß mit dem Wintersemester 1974/75 mit der Erprobung eines Studiengangs Informationswissenschaft begonnen werden konnte. Bislang hat das Fach jedoch
noch keine Selbständigkeit gewinnen können, so daß die Lehrveranstaltung im Vorlesungsverzeichnis unter dem Fach Philosophie –
wenn auch unter einer eigenen Titelzeile – angezeigt werden.

Die angebotenen Studiengänge sind:

a) Informationswissenschaft im Rahmen der Philosophie; auch hier
   ist wie in Berlin der Abschluß des Studiengangs das Magisterexamen bzw. die Promotion zum Dr.phil. mit Dissertation und
   Hauptprüfung im Rigorosum im Fach Informationswissenschaft

b) Informationswissenschaft als Nebenfach im Magister- bzw. Doktorexamen

c) Informationswissenschaft als Wahlpflichtfach, z.B. bei dem
   Studium der Mathematik

d) Informationswissenschaft und Dokumentation im Lehrkontingent
   bestimmter Studienordnungen

Die Stoffgebiete, die angeboten werden, sind:

- allgemeine Grundlagen der Informationswissenschaft
- Informations- und Dokumentationsmethodologie
- Informationstechnologie
- Informationsorganisation und -ökonomie
- Informationssoziologie, Informationsrecht und -politik

Die Zahl der Studenten, die die Lehrveranstaltungen regelmäßig
besuchen, beträgt etwa 50.

II. <u>Die geplanten Ausbildungsgänge für Bibliothekare und Dokumentare auf</u>
<u>der Ebene des gehobenen Dienstes in Niedersachsen und</u>
<u>Baden-Württemberg</u>

Ich erwähnte bereits, daß ich mich bei der Behandlung der Ausbildungsgänge im bibliothekarischen Bereich auf die neue Konzeption in
Niedersachsen und Baden-Württemberg beschränken will.

Welche Gründe, so mag man fragen, waren für diese Entwicklung maßgeblich?

Zunächst einmal ist es ein Faktum, daß die Verflechtung im Informationsbereich immer stärker zunimmt. Dies hat z.B. für den bibliothekarischen Bereich zur Folge, daß im steigenden Maße Dokumentationsdienste – vor allem in EDV-gespeicherter Form – in die Bibliotheken
Eingang finden werden. So wird in nicht allzu ferner Zukunft die
Mehrzahl der großen Universal- und der Spezialbibliotheken durch
"Terminals", die in ihren Räumen stehen, direkten Zugang haben zu
den im IuD-Programm der Bundesregierung geplanten und zum Teil schon
realisierten Fachinformationssystemen und auch zu Euronet.

Darüber hinaus bedarf es, um Benutzerwünsche optimal befriedigen zu können, einer engen Kooperation zwischen Dokumentations- und Bibliothekswesen bezüglich Literaturbeschaffung, -erschließung und -vermittlung. Dies bedeutet, daß man sich im bibliothekarischen Bereich wesentlich intensiver als das bisher der Fall war mit spezifischen Problemen der Dokumentation auseinandersetzen muß. Freilich gilt dies auch in umgekehrter Weise. Die notwendige Konsequenz müßte daher sein, eine möglichst eng verzahnte Ausbildung für Bibliothekare und Dokumentare, die ja bereits im IuD-Programm von 1974 gefordert wurde, zu erreichen. Neben Aktivitäten in einzelnen Bundesländern hat sich diesem Problemkreis auch das mit Mitteln des IuD-Programms durchgeführte Forschungsprojekt für eine integrierte Ausbildungskonzeption Bibliothek - Information - Dokumentation (FIABID) durch vielfältige Entwicklung auf dem Ausbildungssektor sehr positiv beeinflußt.

Konkreten Ausfluß haben nun diese Bestrebungen bereits in Niedersachsen und Baden-Württemberg gefunden, und zwar in der Weise, daß die dort geplanten Fachhochschulausbildungen für den gehobenen Dienst eine gemeinsame Ausbildung für Bibliothekare und Dokumentare, wenn auch in etwas unterschiedlicher Intensität, vorsehen.

1. <u>Niedersachsen</u>
   In Niedersachsen wird im Rahmen des Instituts für regionale Bildungsplanung ein Modellversuch bezüglich einer "Konzeption und Entwicklung von Studiengängen im Bereich Bibliothek, Information und Dokumentation" durchgeführt, der Ende dieses Jahres abgeschlossen sein wird. Besonders positiv hervorzuheben ist in diesem Zusammenhang, daß im Zuge dieses Projektes sehr gründliche Untersuchungen und auch Expertenbefragungen durchgeführt sowie recht konkrete Bedarfsanalysen erarbeitet worden sind. Leider kann ich aus Zeitgründen nicht auf Einzelheiten dieses interessanten Modellversuchs eingehen, sondern nur einige bisher erzielte Ergebnisse kurz erwähnen:

   a) Die niedersächsische Landesregierung hat im April dieses Jahres beschlossen, in der Fachhochschule Hannover (externe Ausbildung) einen Fachbereich für Bibliothekswesen, Information und Dokumentation einzurichten.

   b) Die Studiendauer soll 3 1/2 Jahre betragen (6 Semester an der Fachhochschule und ein studienintegriertes Praxis-Semester). Das Studium wird sich zeitlich gliedern in zwei theoretische Semester, ein Praxis-Semester, drei theoretische Semester - wobei im vierten bzw. nach dem vierten Semester weitere drei Monate Praktikum eingeplant sind - und ein Abschluß-Semester, in dem eine Hausarbeit anzufertigen ist.

   c) Die Gesamtzahl der Studenten wird 245 betragen, d.h. jedes Jahr sollten etwa 70 Studenten - 40 für den Bereich Bibliothekswesen und 30 für den dokumentarischen Bereich - zugelassen werden. In diesem Herbst wird der Studienbetrieb zunächst mit 30 Studenten im Bereich des Bibliothekswesens aufgenommen werden. Im nächsten Jahr soll dann die Ausbildung für die dokumentarischen Bereiche beginnen.

d) Es sind drei Studiengänge vorgesehen:
  - <u>Bibliothekswesen</u>
    In diesem Studiengang sollen Diplom-Bibliothekare für den Dienst an wissenschaftlichen Bibliotheken mit umfassenden bibliothekarischen und zusätzlichen dokumentarischen Kenntnissen vertraut gemacht werden
  - <u>Studienrichtung allgemeine Dokumentation</u>
    Ziel: Vermittlung umfassender dokumentarischer und zusätzlich bibliothekarischer Kenntnisse
  - <u>Studienrichtung biowissenschaftliche Dokumentation</u>
    Ziel: Neben dem Erwerb gründlicher dokumentarischer und bibliothekarischer Kenntnisse sollen auch vertiefte Kenntnisse auf dem Gebiet der Datenverarbeitung, der Biowissenschaften und Statistik vermittelt werden

e) In sehr detaillierter Form liegen bereits einige Lerneinheiten vor; die Gesamtzahl der Lerneinheiten wird sich auf insgesamt 28 belaufen.

f) Zusammenfassend läßt sich sagen: Das Leitziel der von einer Projektgruppe, die sich aus fachkundigen Vertretern der bibliothekarischen und dokumentarischen Berufspraxis sowie der Wissenschaft und der Lehre zusammensetzt, erarbeiteten Konzeption ist "eine gemeinsame Ausbildung von Bibliothekaren und Dokumentaren in aufeinanderbezogenen Studiengängen, wobei soweit wie möglich ein gemeinsames Kernstudium durchgeführt werden soll".

2. <u>Ausbildung für den gehobenen Dienst an wissenschaftlichen Bibliotheken und Dokumentationseinrichtungen in Baden-Württemberg</u>

Ausgehend von den im IuD-Programm angesprochenen Vorstellungen bezüglich der Ausbildung ist das damalige baden-württembergische Kultusministerium im Frühjahr 1977 von der Kultusministerkonferenz gebeten worden, zu prüfen, ob eine gemeinsame Ausbildung von Bibliothekaren und Dokumentaren vor allem auf der Ebene des gehobenen Dienstes möglich und erstrebenswert sei. Eine Arbeitsgruppe aus Bibliothekaren und Dokumentaren in Baden-Württemberg hat diese Frage sehr intensiv untersucht und im Herbst 1977 entsprechende Empfehlungen dem Ministerium übergeben. Darin wird - vor allem auf Grund der oben erwähnten Entwicklung im Informationswesen - sehr prononciert für eine gemeinsame Ausbildung plädiert.
Im Januar 1977 hat dann der Ministerrat den Beschluß gefaßt, einen Fachbereich für wissenschaftliches Bibliotheks- und Dokumentationswesen an der Fachhochschule für öffentliche Verwaltung in Stuttgart einzurichten und die gemeinsame Ausbildung bereits im September dieses Jahres zu beginnen.

Inzwischen ist auch eine Ausbildungs- und Prüfungsordnung ausgearbeitet worden, die im Entwurf (Stand: April 1979) zahlreichen Verbänden des Bibliotheks- und Dokumentationswesens zur Stellungnahme zugeleitet worden war. Der überarbeitete Entwurf ist inzwischen dem Landespersonalausschuß zur Genehmigung vorgelegt worden.

Die wichtigsten Punkte der Ausbildungs- und Prüfungsordnung sind:

a) Im Gegensatz zu Niedersachsen ist in Baden-Württemberg eine
   verwaltungsinterne Ausbildung vorgesehen. Dies bedeutet, daß
   die Auszubildenden Beamtenanwärter sind und einen Unterhalts-
   zuschuß erhalten

b) Die Zahl der Auszubildenden beträgt pro Jahr 70, davon zunächst 55 für den Schwerpunkt Bibliothekswesen und 15 für den
   Schwerpunkt Dokumentationswesen. Es ist jedoch vorgesehen,
   diese Relation bei zunehmendem Bedarf im Dokumentationswesen
   entsprechend zu ändern

c) Ausbildungsbehörde ist das Ministerium für Wissenschaft und
   Kunst. Ausbildungsstellen sind 11 größere wissenschaftliche
   Bibliotheken und vorerst 3 Dokumentationsstellen (Fachinfor-
   mationszentrum 4 in Leopoldshafen, Krebsforschungszentrum Heidelberg und Dokumentationszentrum Raum und Bau Stuttgart)

d) Die theoretische Ausbildung erfolgt an der Fachhochschule für
   öffentliche Verwaltung in Stuttgart

e) Die Ausbildung dauert drei Jahre und gliedert sich in einen 1-
   monatigen Einführungskurs, eine 1-jährige fachpraktische Ausbildung, davon 10 Monate im Schwerpunktbereich, und in das
   fachtheoretische Studium von 23 Monaten

f) Es ist geplant, etwa 2/3 des theoretischen Unterrichts gemeinsam für beide Bereiche durchzuführen

g) Der bereits erstellte provisorische Lehrplan wird nochmals
   überarbeitet werden. Dabei hofft man, auch noch die Ergebnisse
   der Beratung über einzelne Lerneinheiten, die auf der Grundlage der niedersächsischen Vorstellung derzeit in den Ausbil-
   dungskommissionen der bibliothekarischen Vereine durchgeführt
   werden, einbeziehen zu können. Ebenso sollen weitere Anregungen von dokumentarischer Seite in die Konzeption miteinbezogen
   werden.

Abschließend kann zu Baden-Württemberg gesagt werden, daß man
hier recht pragmatisch vorgegangen ist und eine sehr weitgehende
gemeinsame Ausbildung für Bibliothekare und Dokumentare favori-
siert. Dabei soll jedoch auch den spezifischen Bedürfnissen bei-
der Bereiche entsprechend Rechnung getragen werden. Darüber hinaus wird diese gemeinsame Ausbildung auch erreichen, daß die
Absolventen bezüglich des Arbeitsplatzes eine größere Mobilität
und Flexibilität erhalten werden.

III.<u>Schlußbemerkung</u>

Um in diesem Zusammenhang keine Mißverständnisse aufkommen zu lassen, sei betont, daß mit den derzeitigen Konzeptionen der gemeinsamen Ausbildung von Bibliothekaren und Dokumentaren auf der Diplom-Ebene in Niedersachsen, Baden- Württemberg und auch in Nordrhein-Westfalen keineswegs schon voll befriedigende Lösungen gefunden worden sind. Es gilt zunächst einmal Erfahrungen zu sammeln und darauf aufbauend Verbesserungen vorzunehmen. Auch ist keineswegs beabsichtigt, das Lehrinstitut für Dokumentationswesen überflüssig zu machen. Worauf es derzeit entscheidend ankommt, ist, dem ständig steigenden Bedarf an qualifiziertem Personal im IuD-Bereich gerecht werden zu können. Dabei soll auch der zunehmenden Bedeutung der Datendokumentation und der kombinierten dokumentarisch-fachwissenschaftlichen Ausbildung – hier besteht ja laut DIEBOLD-Studie ein besonders großer Bedarf – Aufmerksamkeit geschenkt werden. Es gilt daher – und die Zeitumstände sind dafür günstig – auf dem nun eingeschlagenen Wege fortzuschreiten und gemeinsam nach guten Lösungen für den Gesamtbereich des Informationswesens zu suchen.

```
*************************************************************
*                                                           *
*  Studium des Diplom-Informatikers Fachrichtung Medizin    *
*                                                           *
*************************************************************
```

von

Prof. Franz-Josef Leven
Studiengang Med. Informatik der Universität Heidelberg
und Fachhochschule Heilbronn
Max-Planck-Str. 39, D-7100 Heilbronn

<u>Zusammenfassung:</u>

Innerhalb des gesamten Ausbildungsspektrums in Medizinischer Informatik
wird das Studium des Diplom-Informatikers, Fachrichtung Medizin, durch
die beiden Studientypen "Medizinische Informatik Heidelberg/Heilbronn"
und "Kerninformatik mit Nebenfach Medizin" charakterisiert.

Diese beiden Ausbildungstypen werden im Bezug auf die zugrunde liegende
Philosophie der Ausbildung und die Studienstruktur und -inhalte miteinander verglichen:

- Der Heidelberg/Heilbronner Studiengang betrachtet Medizinische Informatik als eigenständige Disziplin und Hauptfach und umfaßt eine Reihe
  von Ausbildungsinhalten, die nach dem Studium nur schwer erlernt werden können.

- Das Anwendungsfach Medizin in der Kerninformatik-Ausbildung berück-
  sichtigt in seinem Lehrangebot in wesentlich geringerem Umfang die
  Medizin als Ganzes, d.h. den Patienten und die Institutionen im Gesundheitswesen, wohl im Hinblick auf die Möglichkeiten der komplementären Weiterbildung und operationellen Erfahrung nach dem Studium,
  wie sie im Zertifikat Medizinischer Informatiker formuliert sind.

Angesichts der Heterogenität der Ausbildung in Medizinischer Informatik, sowohl im universitären Teilbereich als auch im Gesamtspektrum,
werden Anforderungen an die Kompatibilität der Ausbildungsgänge untereinander formuliert.

1. Einleitung

Das Studium, dem die folgenden Ausführungen gelten, ist durch eine
Reihe von Besonderheiten gekennzeichnet:

- Es ist thematisch und methodisch zwischen Medizin und Informatik
  einzuordnen

- Es wird noch diskutiert, ob es sich um ein Anwendungsfach der
  Medizin, ein Anwendungsfach der Informatik oder um ein selbstän-
  diges Fach mit eigener Theorie und Methodik handelt

- Es gibt noch kein endgültig ausgeprägtes Berufsbild, zumal bis
  heute erst ca. 150 Absolventen mit höchstens zweijähriger Berufspraxis zu verzeichnen sind

- Das Studium stellt nicht die Implementierung eines normierten Studienmodells dar

- Der derzeitige Bedarf an Absolventen übersteigt das Angebot

- Die Bewerberzahlen für das Studium betragen bisweilen ein Vielfaches der Zulassungszahlen

Das Studium, von dem die Rede ist, ist das Studium des Diplom-Informatikers, Fachrichtung Medizin. Mit diesem Begriff fassen wir die beiden folgenden Ausbildungstypen zusammen:

- Studium des Diplom-Informatikers der Medizin an der Universität Heidelberg/Fachhochschule Heilbronn

- Studium des Diplom-Informatikers mit Nebenfach Medizin an mehreren Universitäten

In Bezug auf diese beiden Studientypen soll im folgenden auf die zugrunde liegende Philosophie, die Studienstruktur und -inhalte und die bisherigen Erfahrungen eingegangen werden.

Darüberhinaus wird aber auch das <u>gesamte</u> Ausbildungsspektrum in Medizinischer Informatik betrachtet, welches in der Bundesrepublik durch mehrere, auf verschiedenen Ebenen angesiedelte Ausbildungsgänge charakterisiert ist, die kaum aufeinander abgestimmt sind und zwischen denen praktisch keine Durchlässigkeit existiert.

2. <u>Ausbildung in Medizinischer Informatik</u>

2.1 Entwicklung der Ausbildung in Medizinischer Informatik

Die Ausbildung in Medizinischer Informatik in der Bundesrepublik ist heterogen, auch was die Entwicklung der verschiedenen Studiengänge betrifft: Während die Ausbildung des Medizinischen Dokumentationsassistenten ihr 10-jähriges Bestehen feiert, sind einige Diplomstudiengänge in Informatik mit Nebenfach Medizin gerade erst zwei Jahre alt. Ein Blick in die Historie führt auf die Meilensteine der Entwicklung der Ausbildung in Medizinischer Informatik (Abb.1):

- Diese Meilensteinliste wird angeführt durch die <u>Gründung der Schule für Medizinische Dokumentationsassistenten in Ulm</u> im Jahre 1969, der 1971 die Gründung der Giessener Schule folgte.

  Diese Gründungen sind ein Ergebnis der Aktivitäten der "Arbeitsgruppe Ausbildung und Fortbildung" im "Arbeitsausschuß Medizin" in der <u>Deutschen Gesellschaft für Dokumentation (GDG)</u>, aus dem sich die <u>Gesellschaft für Medizinische Dokumentation, Informatik und Statistik (GMDS)</u> entwickelte.

1969	ULM : SCHULE FÜR MDA GAMM / NTG - EMPFEHLUNGEN	
1970	ARBEITSGRUPPE ELEKTRONISCHE DV (SPÄTER : FB FÜR MED.INFORMATIK , GMDS)	
1971	GIESSEN : SCHULE FÜR MDA	2. DV - PROGRAMM
1972	UNI HEIDELBERG / FH HEILBRONN STUDIENGANG MI	
1973	REISENBURG : KLAUSURTAGUNG GI , GMDS UNI MÜNCHEN : INFORMATIK + MEDIZIN	
1974	UNI HAMBURG : INFORMATIK + MEDIZIN	
1975	TU BRAUNSCHWEIG/MED.HOCHSCHULE HANNOVER : INFORMATIK + MEDIZIN	
1976	UNI KIEL : INFORMATIK + MEDIZIN FAKULTÄTENTAG INFORMATIK	3. DV - PROGRAMM
1977	TU ERLANGEN : INFORMATIK + MEDIZIN	
1978	ZERTIFIKAT MEDIZINISCHER INFORMATIKER GI / GMDS	
1979		

ABB. 1 MEILENSTEINE IN DER ENTWICKLUNG DER AUSBILDUNG IN MEDIZINISCHER INFORMATIK

- Für die gesamte Informatikausbildung und speziell das Studium des
Diplom–Informatikers der Medizin sind die <u>Empfehlungen (2) der
Gesellschaft für Angewandte Mathematik und Mechanik (GAMM)</u>
und der
<u>Nachrichtentechnischen Gesellschaft (NTG)</u> von Bedeutung, die
1969, noch vor der Gründung der <u>Gesellschaft für Informatik (GI)</u>
veröffentlicht wurden. Diese GAMM/NTG–Empfehlungen beinhalten
ein Studienmodell für die damals an mehreren Hochschulen geplante
Einführung des Studienganges Informatik und liegen auch heute
noch der Hochschulinformatik–Ausbildung zugrunde.

- Im Jahre 1972 wurde nach zweijähriger Entwicklung der <u>Studiengang
Medizinische Informatik</u> als gemeinsame Einrichtung der <u>Universi-
tät Heidelberg</u>, Fakultät für Theoretische Medizin, und der <u>Fach-
hochschule Heilbronn</u> gegründet, ein Konzept, welches zunächst –
vor allem von Seiten der Kerninformatiker – nicht unwidersprochen
blieb, sich im Laufe der Zeit aber – nicht zuletzt durch die Kritik von außen gefördert – etablierte.

- Im Rahmen einer <u>Klausurtagung</u> von Vertretern der GI und der GMDS
auf der <u>Reisensburg</u> bei Ulm wurde 1973 ein Rahmenplan für die
Ausbildungsziele und -inhalte in Medizinischer Informatik erarbeitet (10).

- In der Zeit von 1973 bis 1977 wurde bei einer Reihe von Informa-
tikstudiengängen an Universitäten und Technischen Universitäten
<u>Medizin als Nebenfach</u> eingeführt.

- Seit 1976/77 gibt es mit den ersten <u>Diplom– Informatikern, Fachrichtung Medizin,</u> ein neues Berufsbild im Gesundheitswesen.

- Der letzte zu erwähnende Meilenstein ist schließlich die Verab-
schiedung der Richtlinien für die Vergabe des <u>"Zertifikates Medizinischer Informatiker"</u> (7) der GI und der GMDS im Jahre 1978.

  Dieses Zertifikat bescheinigt ausreichende Qualifikation aufgrund

  - eines adäquaten Eingangsstudiums

  - einer erfolgreichen beruflichen Tätigkeit (operationale Quali-
    fikation)

  - einer zum Inhalt des Eingangsstudiums komplementären Weiterbil-
    dung.

2.2 Ausbildungsspektrum in Medizinischer Informatik

Der gegenwärtige Stand der Ausbildung in Medizinischer Informatik
in der Bundesrepublik wird durch vier auf verschiedenen Ebenen angesiedelte formalisierte Ausbildungsgänge charakterisiert (Abb.2):

(1) <u>Medizinische Dokumentationsassistenten</u>

- <u>Ausbildungsorte:</u>
  Schulen für Medizinische Dokumenationsassistenten in Ulm und
  Gießen

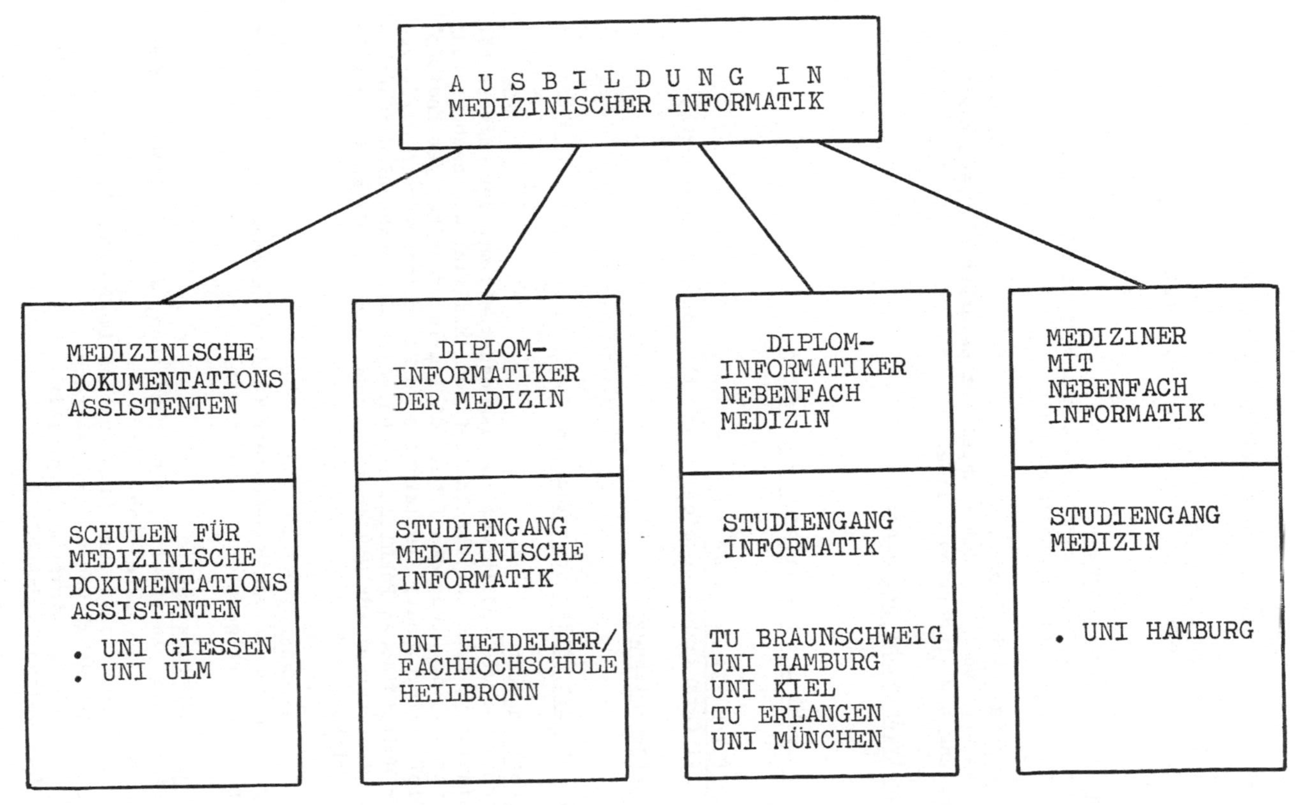

ABB.2 FORMALISIERTE AUSBILDUNGSGÄNGE IN MI .

- <u>Ausbildungsdauer:</u>
zweijähriger Vollzeitunterricht und einjähriges Praktikum

- <u>Ausbildungsschwerpunkte:</u>
Medizin, Informatik, Dokumentation, Statistik, Betriebswirtschaft

- <u>Zugangsvoraussetzungen:</u>
Fachhochschulreife oder Realschulabschluß mit abgeschlossener
zweijähriger Berufsausbildung

- <u>Zulassungsbeschränkung:</u>
Zulassung von ca. einem Zehntel der Bewerber (1) nach Eignungs-
prüfung bzw. Interview (Gießen)

-. <u>Absolventenzahl pro Jahr:</u>
ca. 70

- <u>Gesamtzahl der bisherigen Absolventen:</u>
ca. 300

- <u>Tarifliche Einstufung:</u>
BAT VI (Krankenhausbereich) - BAT II (Forschungsprojekte)

- <u>Berufsbezeichnung:</u>
MDA

(2) <u>Diplom-Informatiker der Medizin</u>

- <u>Ausbildungsort:</u>
Fachhochschule Heilbronn in Zusammenarbeit mit der Universität
Heidelberg, Fakultät für Theoretische Medizin, die nach bestan-
dener Diplomprüfung den Titel "Diplom-Informatiker der Medizin"
(Dipl.-Inform.Med.) verleiht; eine Promotionsordnung wurde von
der Medizinischen Fakultät der Universität verabschiedet und an
das Ministerium für Wissenschaft und Kunst zur Genehmigung weitergeleitet

- <u>Ausbildungsdauer:</u>
Regelstudienzeit von 9 Semestern (8 Studiensemester, 1 Semester
für die Anfertigung der Diplomarbeit)

- <u>Ausbildungsschwerpunkte:</u>
Medizinische Informatik als Hauptfach, Wahlmöglichkeit eines
der drei Schwerpunkte (Abb. 3):
- Betriebswirtschaft und Organisation im Gesundheitswesen
- Informationshaltung und -auswertung
- Technisch-Medizinische Informatik
in der zweiten Studienhälfte

- <u>Zugangsvoraussetzungen:</u>
Allgemeine Hochschulreife bzw. fachgebundene Hochschulreife der
technischen Gymnasien und der technischen Oberschulen in Baden-
Württemberg; praktische Tätigkeiten vor dem Studium sind nicht
erforderlich

<table>
<tr>
<td>BETRIEBSWIRTSCHAFT
UND
ORGANISATION IM
GESUNDHEITSWESEN</td>
<td>INFORMATIONS-
HALTUNG UND
-AUSWERTUNG</td>
<td>TECHNISCH-
MEDIZINISCHE
INFORMATIK</td>
</tr>
</table>

<table>
<tr>
<td>

.ANALYSE,PLANUNG,
OPTIMIERUNG DER
BETRIEBSABLÄUFE IM
KRANKENHAUS
UNTER BERÜCKSICH-
TIGUNG RECHTLICHER
UND SOZIOLOGISCHER
GESICHTSPUNKTE

.ÖFFENTLICHES GESUND-
HEITSWESEN

.PLANUNG,ORGANISA -
TION VON RECHEN -
ZENTREN,DATEN -
SICHERUNG,DATEN -
SCHUTZ
</td>
<td>

.MEDIZINISCHE DOKU-
MENTATION

.BETRIEB VON INFOR-
MATIONSSYSTEMEN
IM GESUNDHEITS -
WESEN

.PLANUNG UND
AUSWERTUNG
MEDIZINISCHER
UNTERSUCHUNGS-
REIHEN

.RECHNERGESTÜTZ -
TE DIAGNOSE UND
THERAPIE
</td>
<td>

.PROZESS -
STEUERUNG

.RECHNER KOPPLUNG,
NETZ-WERKPROBLEME

.BIOSIGNAL -
VERARBEITUNG

.ANALOG -HYBRID -
RECHNER
</td>
</tr>
</table>

ABB.3 : STUDIENSCHWERPUNKTE MI HEIDELBERG / HEILBRONN

- Zulassungsbeschränkung:
Numerus clausus von 35 Studenten pro Semester, Zulassung von
ca. einem Viertel der Bewerber

- Absolventenzahl pro Jahr:
ca. 50 - 70

- Gesamtzahl der bisherigen Absolventen:
ca. 50

- Tarifliche Einstufung:
i.a. BAT II

- Berufsbezeichnung:
Dipl.-Inform.Med.

(3) Diplom-Informatiker (Nebenfach Medizin)

- Ausbildungsorte:
  - Technische Universität Braunschweig in Zusammenarbeit mit der
    Medizinischen Hochschule Hannover
  - Technische Universität Erlangen-Nürnberg
  - Universität Hamburg
  - Universität Kiel
  - Universität München

- Ausbildungsdauer:
Regelstudienzeit von 9 Semestern (8 Studiensemester, 1 Semester
für die Anfertigung der Diplomarbeit)

- Ausbildungsschwerpunkte:
Entsprechend dem vom Fakultätentag Informatik 1976 (ein Zusam-
menschluß der Hochschulstudiengänge für Informatik) verabschie-
deten Fächerkatalog Informatik (Abb. 4)

- Zugangsvoraussetzungen:
Allgemeine Hochschulreife

- Zulassungsbeschränkungen:
Kein bundesweiter Numerus clausus, aber evtl. hochschulspezi-
fische Zulassungsquote

- Absolventen pro Jahr:
ca. 50 - 70 (nach KOEPPE (5))

- Gesamtzahl der bisherigen Absolventen:
ca. 100

- Tarifliche Einstufung:
i.a. BAT II

- Berufsbezeichnung:
Dipl.-Inform.

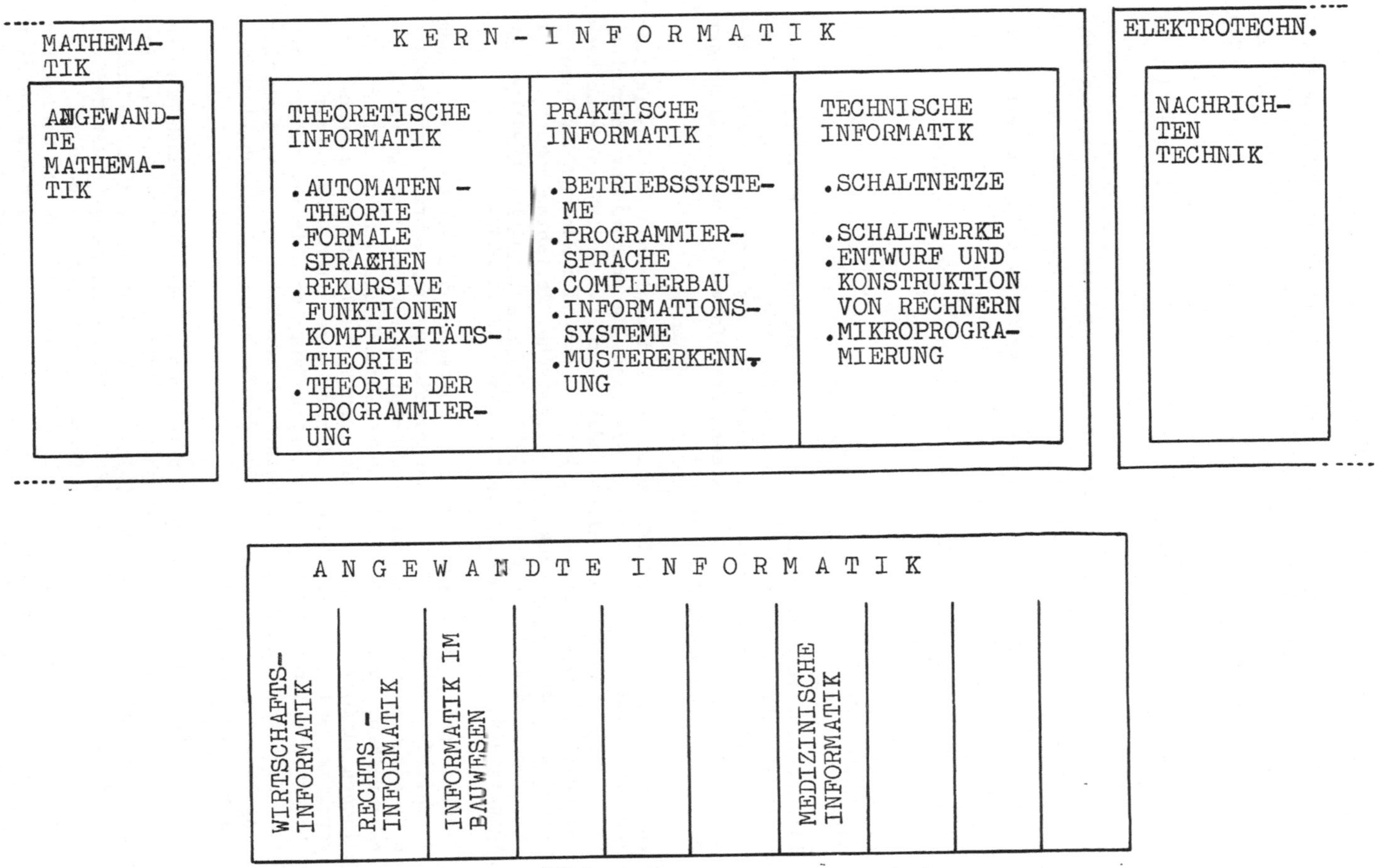

ABB. 4 FÄCHERKATALOG INFORMATIK (NACH KOEPPE (4))

(4) <u>Mediziner (Nebenfach Informatik)</u>

Diese Ausbildung, die nur an der Universität Hamburg angeboten wird (5), wird hier nur der Vollständigkeit halber aufgeführt. Zur Zeit dürfte sie keine allgemeine Bedeutung haben, da das Medizinstudium generell kein Wahl-Pflichtfach entsprechenden Umfangs vorsieht.

Neben diesen formalisierten Ausbildungsgängen sind natürlich zu erwähnen:

- die Berücksichtigung der Medizinischen Informatik im Gegenstandskatalog für das Medizinstudium

- die Ausbildung nach dem Prinzip "Learning by doing" in einschlägigen Projekten und

- die (komplementäre) Weiterbildung in Advanced Courses, Summer Schools oder auf Tagungen.

3. <u>Medizinische Informatik:</u>
<u>Eigener Studiengang oder Anwendungsfach?</u>

Die unterschiedlichen Ansätze in der Ausbildung in Medizinischer Informatik haben nicht zuletzt ihren Ursprung in der unterschiedlichen Auffassung des Kerninformatikers und des Mediziners bzw. Medizininformatikers, was das Wesen der Informatik und die Ziele der Medizinischen Informatik betrifft.

Aus der Vielzahl der Definitionen der Medizinischen Informatik sollen nach MÖHR (8) exemplarisch die eines Vertreters der Kerninformatik (SEEGMÜLLER), der eines Mediziners bzw. Medizininformatikers (REICHERTZ) gegenübergestellt werden (Abb. 5): Während der Kerninformatiker die <u>Anwendung algorithmischer Verfahren</u> betont, steht bei dem Mediziner die <u>Unterstützung von Informationsprozessen im Vordergrund</u>, sozusagen eine operationale Definition.

Hierbei geht der Kerninformatiker offenbar von der mathematischen Formalisierbarkeit des Anwendungsgebietes aus, während der Mediziner angesichts der Problematik, komplexe lebende Systeme formal zu beschreiben, vor allem die operationelle Zielsetzung der Medizinischen Informatik betont. Das Schnittstellenproblem zwischen Informatik und Medizin liegt sicher wesentlich hierin begründet: "Menschen gehören zu den komplexesten Systemen, die wir kennen, und jede Schematisierung und Vereinfachung zum Zweck der Algorithmisierung fordert Opfer hinsichtlich der Genauigkeit der Abbildung der Realität (ÜBERLA (12)).

Neben der geschilderten Schnittstellenproblematik zwischen Medizin und Informatik wie auch zwischen Informatik und Medizinischer Informatik läßt sich nach MÖHR (8) ebenfalls ein signifikanter Unterschied zwischen der wissenschaftlichen Akzentuierung in der Medizin und der in der Medizinischen Informatik aufzeigen (Abb. 6):
Für den Arzt steht der Patient im Vordergrund, für den Medizininformatiker ist der Patient aber nur ein Teil des Systems Medizin: <u>Gegenstand der Medizinischen Informatik ist die Medizin als Ganzes,</u> d.h. der Patient + die Institutionen, die unser Gesundheitswesen ausmachen.

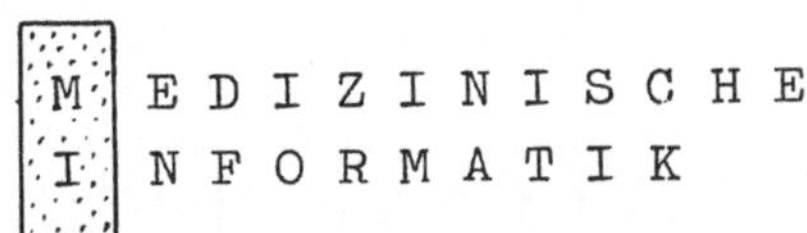

AUS DER SICHT

DES

INFORMATIKERS
(Seegmüller)

MEDIZINERS
(Reichertz)

MI IST DIE LEHREVON
DEN EIGENSCHAFTEN,
DER DARSTELLUNG ,
DER KONSTRUKTION
UND
DER REALISIERUNG
VON ALGORITHMEN
FÜR DIE BEREICHE
DER MEDIZINISCHEN
WISSENSCHAFTEN
UND DER MEDIZINI —
SCHEN PRAXIS

AUFGABEN DER MI
SIND :
DOKUMENTATION
ANALYSE
STEUERUNG
KONTROLLE
SYNTHESE

VON INFORMATIONS —
PROZESSEN
IN DER MEDIZIN

Abb.5 MEDIZINISCHE INFORMATIK , DEFINITIONEN .

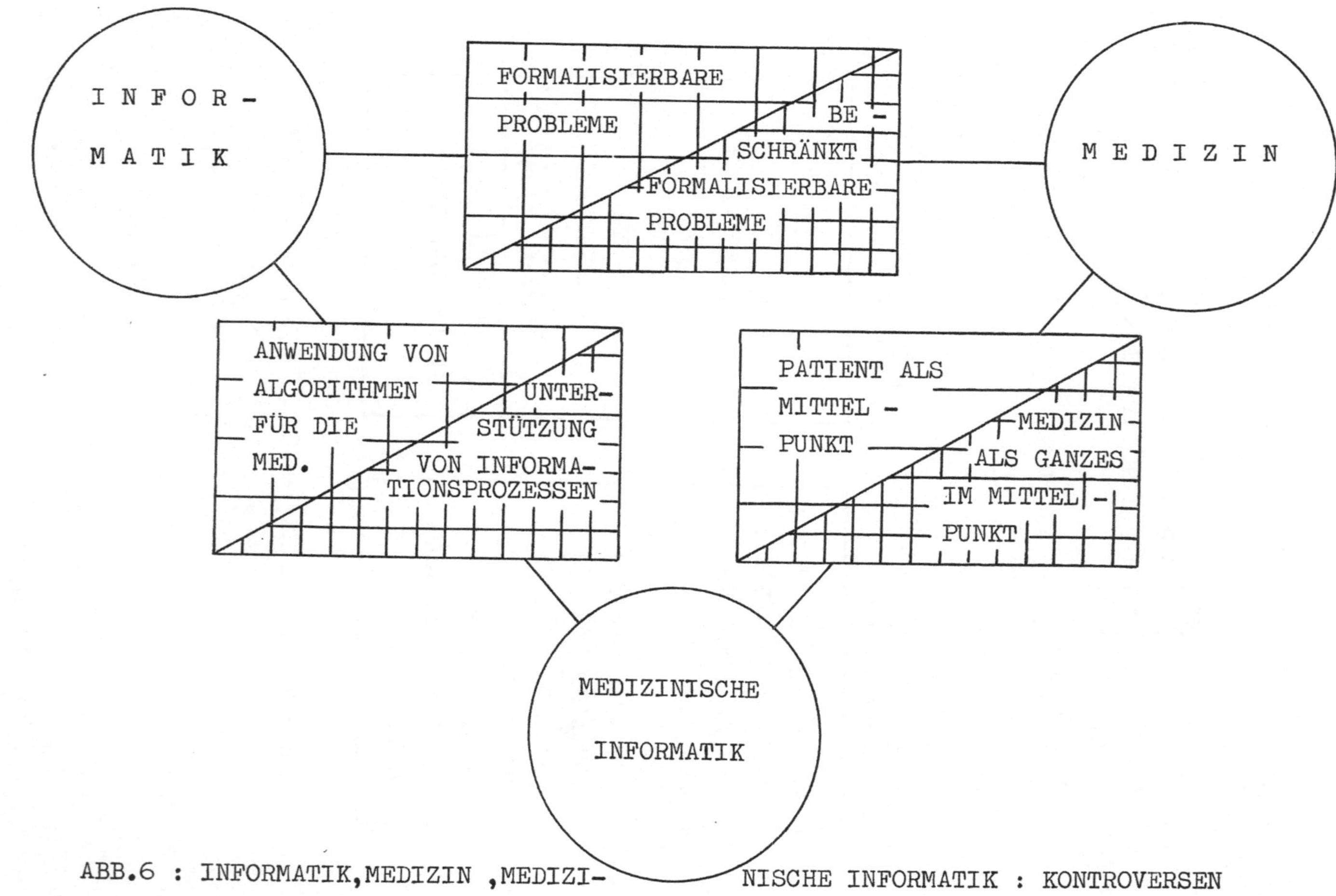

ABB.6 : INFORMATIK,MEDIZIN ,MEDIZI-NISCHE INFORMATIK : KONTROVERSEN

Während das Fächerspektrum der Medizin von der Anatomie, Pharmakologie usw. bis zur Psychologie reicht, ist das Fächerspektrum der
Medizinischen Informatik weiter zu fassen und muß z.B. betriebswirtschaftliche Aspekte, Medizinsoziologie und die Lehre von der
Struktur und Organisation des Gesundheitswesens und seiner Komponenten einschließen (Abb. 7).

Unter diesen Gesichtspunkten erscheint die Medizinische Informatik
weder in erster Linie als Anwendungsfach der Informatik noch als
Anwendungsfach der Medizin, sondern eher als eine eigenständige
Disziplin, die sicherlich sowohl durch die Informatik als auch
durch die Medizin und insbesondere die Kluft zwischen beiden geprägt ist.

Trotzdem wird heute noch die Frage nach der Eigenständigkeit der
Medizinischen Informatik und die Frage, ob es so etwas wie Medizinische Informatik als Wissenschaft gibt, kontrovers diskutiert unter dem Aspekt, ob die Medizinische Informatik in Zukunft genügend
eigene Methodik entwickeln kann, um als eigenes Fachgebiet zu gelten. Vergleicht man in dieser Hinsicht die beiden verschiedenen
Ansätze im Studium des Diplominformatikers, Fachrichtung Medizin,
so läßt sich folgendes erkennen:

- Der Heidelberg/Heilbronner Studiengang betrachtet Medizinische
  Informatik als Hauptfach und eigenständige Disziplin

- Die übrigen erwähnten Hochschulinformatik-Studiengänge betrachten
  Medizinische Informatik als Anwendungsfach, dessen Besonderheit
  aber z.B. durch das Zertifikat Medizinischer Informatiker und die
  dort formulierte Relevanz der (komplementären) Weiterbildung be-
  rücksichtigt wird.

- Die Unterschiede in den Ansätzen der beiden Studientypen liegen
  also nicht so sehr in der Auffassung der Eigenständigkeit der
  Medizinischen Informatik, sondern vielmehr in der Frage (STIEGE
  (11)): "Wieviele Ausbildungsinhalte gibt es, die für eine Tätigkeit im Bereich der Medizinischen Informatik unverzichtbar sind
  und die nach dem Studium nicht mehr oder nicht in hinreichend
  kurzer Zeit erlernt werden können?"

Im folgenden soll diese Frage bei der weiteren Charakterisierung
der beiden Studientypen im Auge behalten werden.

4. Medizinische Informatik Heidelberg/Heilbronn:
   Ein eigener Studiengang

4.1 Philosophie der Ausbildung

Die Philosophie dieses Studienganges ist durch zwei Auffassungen
geprägt:

(1) Medizinische Informatik ist hochgradig interdisziplinär und
    verlangt eine von Beginn an entsprechend breitbandig angelegte
    Ausbildung

(2) Medizinische Informatik ist eine Methodenwissenschaft

Während der erste Punkt schon diskutiert wurde, muß der zweite noch
erläutert werden:

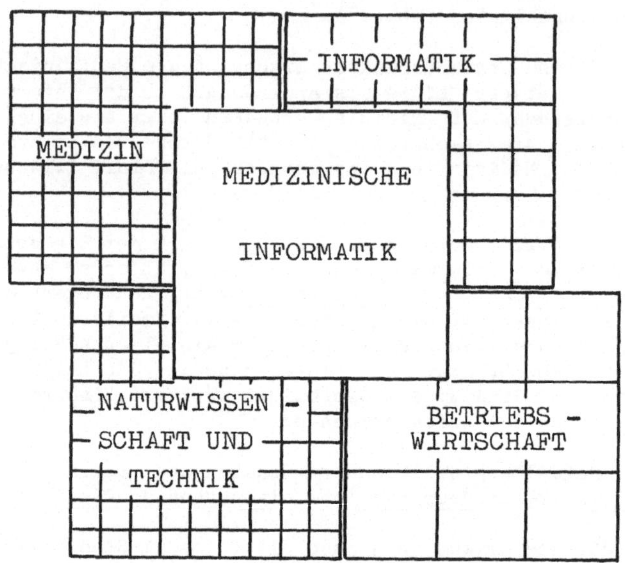

MEDIZINISCHE INFORMATIK —
ABB.7   EIN INTERDISZIPLINÄRES FACH

Informatik läßt sich nach HACKL (3) unter zwei verschiedenen Gesichtspunkten betreiben:

INFORMATIK

Als <u>Fachwissenschaft</u>
über Rechnersysteme

Als <u>Methodenwissenschaft</u>
zur Anwendung von Rechnersystemen

- Planung, Entwurf,
  Optimierung von Rechnersystemen

- Einsatz eines Rechnersystems zur Lösung von
  konkreten Problemen

- Untersuchungen über
  Programmiersprachen und
  Systemprogramme

Formalisierung und
Modellbildung,
Methodenauswahl und
-implementierung

- Fragestellungen der
  Grundlagenforschung

Methodeneinsatz in
Informationsprozessen

Informatik als Methodenwissenschaft oder Problemlösungswissenschaft hat im Prinzip interdisziplinären Charakter durch die Aufgabe, Fachwissen in den verschiedenen Fachgebieten und Datenverarbeitung für Problemlösungen zu integrieren.

4.2 Curriculum

Die Bandbreite des Ausbildungsangebotes im Heidelberg/Heilbronner Studiengang wird durch einen Blick auf die Struktur des Studiums deutlich (Abb. 8):

Im ersten Studienabschnitt (bis zum Vordiplom im 4. Semester) werden die Grundlagen in Informatik, Mathematik, Naturwissenschaft und Technik, Medizin sowie Betriebswirtschaft gelegt.

Außerdem findet im 4. Semester neben anderen Lehrveranstaltungen ein <u>Praktikum zur Systemanalyse im Gesundheitswesen</u> statt, in dem die Studenten lernen, unterschiedliche Komponenten des Gesundheitswesens, z.B. des Krankenhauses, von Praxen, werksärztlichen Zentren, Gesundheitsämtern usw. zu beschreiben und analytisch zu durchdringen. Neben der Einübung von Techniken der Systemanalyse steht hierbei die Vermittlung von Kenntnissen über das Gesundheitswesen und die Zusammenarbeit mit Berufstätigen im Gesundheitswesen im Vordergrund, Ausbildungsinhalte, die für den Bereich der Medizinischen Informatik unverzichtbar sind und nach dem Studium nur schwer verfügbar gemacht werden können.

Im zweiten Studienabschnitt kann der Student seiner Neigung entsprechend zwischen den drei schon zitierten Studienschwerpunkten (Abb. 3) wählen und damit sein Studium speziell ausrichten. Besonders zu erwähnen ist das <u>Informatik-Seminar</u> im 7. Semester, in dem die Studenten projektorientiert spezielle Aufgaben aus dem Bereich der Medizinischen Informatik mit einem Umfang von ca. 3 - 4 Mannwochen bearbeiten. In einem <u>"Literatur-Seminar"</u> wird der wissenschaftliche Umgang mit Literatur geübt und der Stand der Technik in ausgewählten Teilbereichen der Medizinischen Informatik präsentiert.

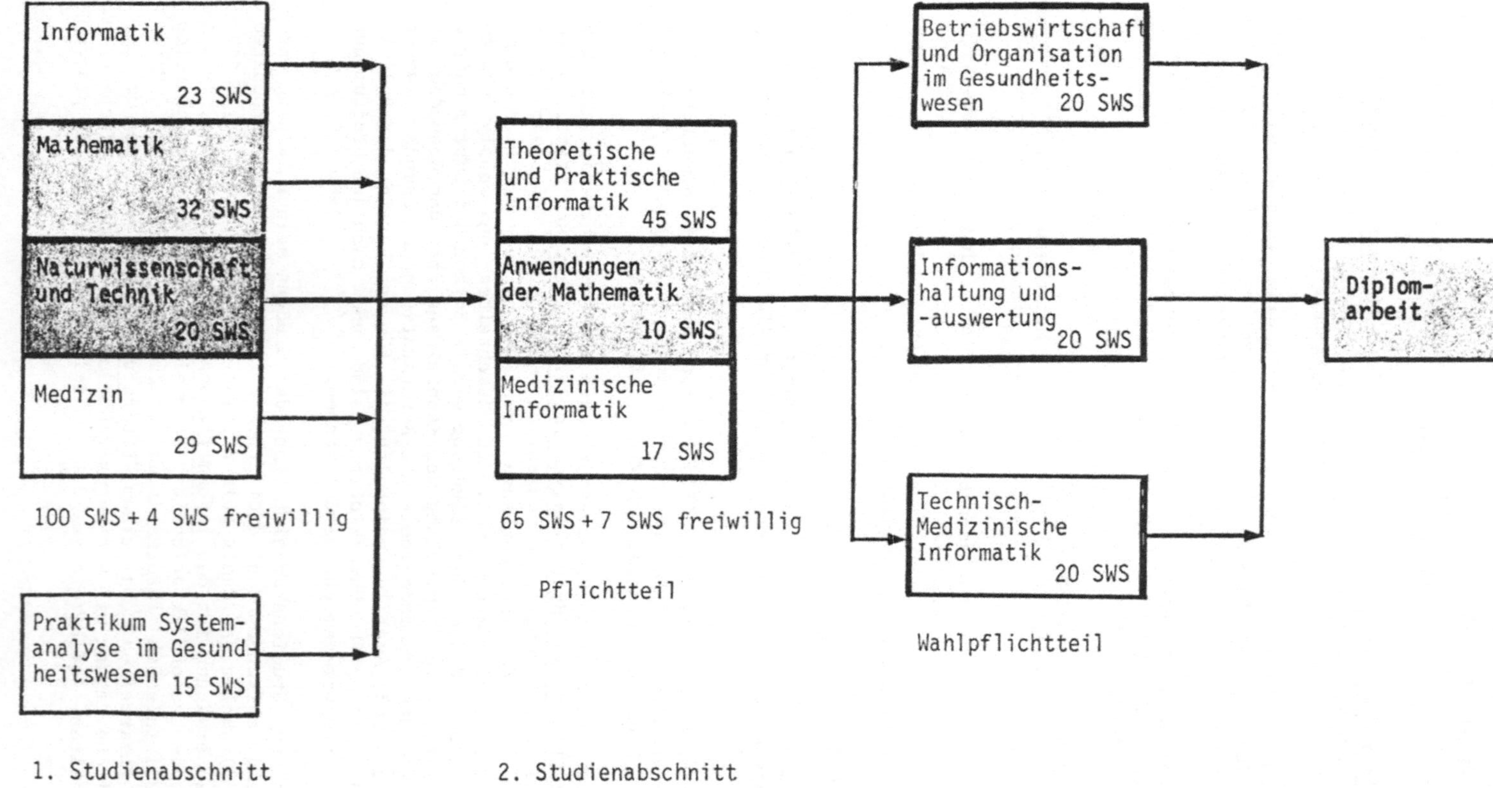

ABB.8   STRUKTUR DES STUDIENABLAUFS

Bei der Auswahl der Vorlesungen und ihrer Inhalte wurden folgende Prinzipien besonders beachtet:

- Ausrichtung der Inhalte auf Medizinische Informatik
- Unverzichtbarkeit der Inhalte
- Anwendungsbezogenheit der Inhalte
- Abstimmung der Inhalte untereinander

Nach mehrmaliger Überarbeitung, zuletzt im Jahre 1978 (6), folgt der Studiengang heute praktisch dem neuesten Stand der Empfehlungen zur Ausbildung in Medizinischer Informatik (9).

Der Studiengang umfaßt derzeit 9 hauptamtliche Dozenten und über 30 Lehrbeauftragte von der Universität Heidelberg, dem Deutschen Krebsforschungszentrum, dem Institut für Medizinische Informatik und Systemforschung, München, anderen Informatik-Instituten, aus der Industrie und aus benachbarten Lehrkrankenhäusern. Die Zahl der eingeschriebenen Studenten beträgt ca. 250. Etwa 50 Absolventen stehen bisher im Berufsleben. Die meisten arbeiten in medizinisch-wissenschaftlichen Instituten, in pharmazeutischen Firmen und in der EDV-Industrie. Ein Schwerpunkt bei den Arbeitsgebieten ist die Systementwicklung und Programmentwicklung, d.h. die Mitarbeit bei der Planung und Durchführung von DV-Projekten im Gesundheitswesen.

5. Kerninformatik mit Anwendungsfach Medizin

5.1 Philosophie der Ausbildung

Nach den GAMM/NTG-Empfehlungen, an denen sich die Ausbildung in Informatik an den Hochschulen orientiert, sind für ein Anwendungsfach ca. 25 % des Unterrichts vorgesehen, also z.B. für Medizin bzw. Medizinische Informatik. Das Studium soll nach STIEGE (11) in erster Linie in die Lage versetzen, "strukturelle Zusammenhänge hinter den Aufgaben zu erkennen und Lösungen zu finden und zu bewerten". Für den Bezug zur Praxis wird die Bechäftigung mit einem beliebigen Anwendungsfach für ausreichend gehalten, die Festlegung auf eine bestimmte Anwendung aber strikt abgelehnt.

Die Kerninformatik betont die ausführliche Beschäftigung mit mathematischen Methoden in einem Umfang und in einer Tiefe wie kaum ein anderes Gebiet und räumt dem Anwendungsfach eher einen kleineren als einen größeren Zeitanteil ein.

Vergleicht man auf der Basis der in den Studienplänen angegebenen Semesterwochenstundenzahlen den Heidelberg/Heilbronner Studiengang mit den Kerninformatik-Studiengängen mit Nebenfach Medizin, so fällt der hohe relative Anteil von 40 % auf, den Medizinische Informatik in Heidelberg/Heilbronn am gesamten Lehrangebot einnimmt gegenüber ca. 15 - 25 % in den anderen Studiengängen (Abb. 9).

5.2 Curriculum

Das Studienmodell für das Fach Informatik (2) sieht neben den Vorlesungen in Mathematik, Elektrotechnik und Kern- Informatik sowohl während der ersten Studienhälfte (bis zum Vordiplom) als auch in der zweiten Studienhälfte Ergänzungs- oder Nebenfächer vor. Der Fächerkatalog Informatik (2) gliedert die Kerninformatik in

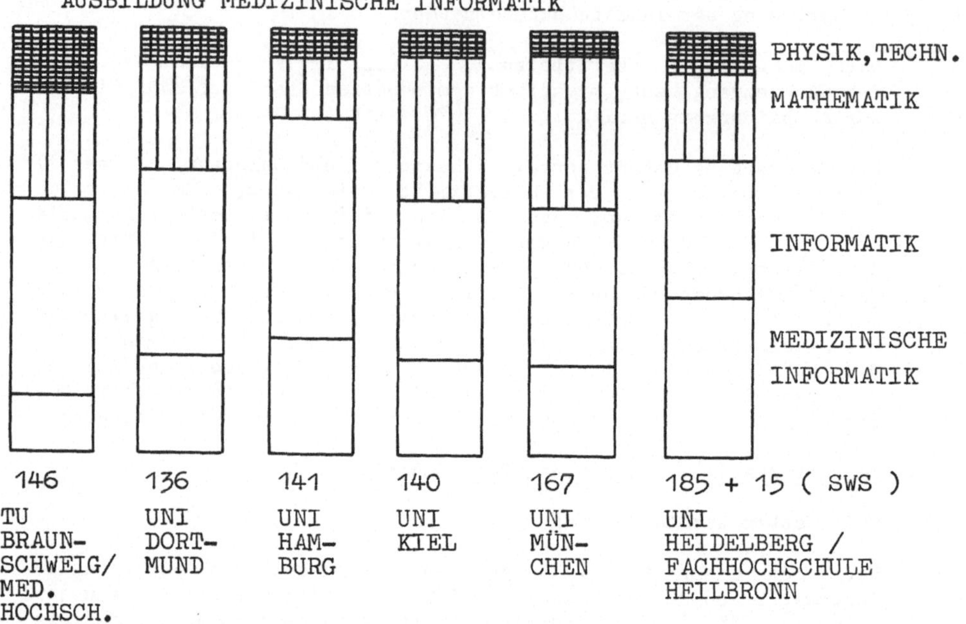

ABB.9 RELATIVER ANTEIL VON VERSCHIEDENEN FÄCHERGRUPPEN AM
GESAMTEN LEHRANGEBOT IN VERSCHIEDENEN INFORMATIK -
STUDIENGÄNGEN

- Theoretische Informatik
- Praktische Informatik
- Technische Informatik

und nennt als weitere Fächer

- Anwendungen der Informatik (u.a. in der Medizin)
- Didaktik der Informatik
- Gesellschaftliche Bezüge der Informatik.

Derzeit studieren ca. 6000 Studenten an insgesamt 16 Hochschulen Informatik. Bisher gibt es über 1000 Diplom-Informatiker. Empfehlungen für die Auswahl der Vorlesungen im Nebenfach Medizin existieren bisher nicht, womit auch unter den verschiedenen Informatik-Studiengängen keine Einheitlichkeit besteht.

Ein fundamentales Problem für das Nebenfach Medizin stellt (nach KOEPPE (5)) der bundesweite Numerus clausus für Medizin dar: "Es ist schwierig, Dozenten zu finden oder eine Zulassung als Nebenhörer zu erwirken: Beide Wege könnten als 'freie Kapazitäten' im Rahmen des Medizinstudiums gedeutet werden und damit eine Erhöhung der Zulassungsquoten für Studienanfänger der Medizin zur Folge haben". Häufig sind die Vorlesungen im Nebenfach Medizin nicht auf Informatiker abgestimmt, sondern normale Veranstaltungen für Mediziner und damit für Informatiker zu sehr mit Details überladen bzw. unverständlich.

Den Unterschied in der Anzahl und der Spezialisierung der Vorlesungen im medizinischen Bereich zwischen dem Heidelberg/Heilbronner Studiengang und z.B. dem Hamburger Informatik-Studiengang zeigt die Gegenüberstellung in Abb.10. Dabei zeigt sich vor allem, daß in dem Hamburger Studiengang praktisch keine Vorlesungen angeboten werden, die die Medizin als Ganzes betreffen und damit spezifisch für die Medizinische Informatik sind. Andererseits wird im Heidelberg/Heilbronner Studiengang ein derartiger Umfang von für den Bereich Medizinische Informatik unverzichtbaren Vorlesungen angeboten, wie dies nur in einem eigenständigen Studiengang der Fall sein kann.

6. <u>Abschließende Bemerkungen</u>

Nach einer Prognose von KOEPPE (5) werden in den nächsten Jahren etwa mindestens 100 Positionen jährlich im Gesundheitswesen und der Industrie mit Medizininformatikern zu besetzen sein. Das entspricht etwa der derzeitigen Absolventenzahl im Studium des Diplom-Informatikers, Fachrichtung Medizin. Die Berufsaussichten sind also gut.

Die derzeitige Ausbildungssituation im Bereich der Medizinischen Informatik ist geprägt durch Vielfalt, Uneinheitlichkeit und fehlende Durchlässigkeit zwischen den verschiedenen Ausbildungsebenen. Medizinische Informatik als eigenständige Disziplin aber verlangt ein durchgehendes, einheitliches Ausbildungskonzept. Die Entwicklung auf dem Ausbildungssektor muß sich deshalb an folgenden Anforderungen orientieren:

- Es muß eine Übergangsmöglichkeit geschaffen werden von der Ausbildung Medizinischer Dokumentationsassistenten zum Studium des Diplom-Informatikers, Fachrichtung Medizin, unter Anrechnung der bisherigen Ausbildung

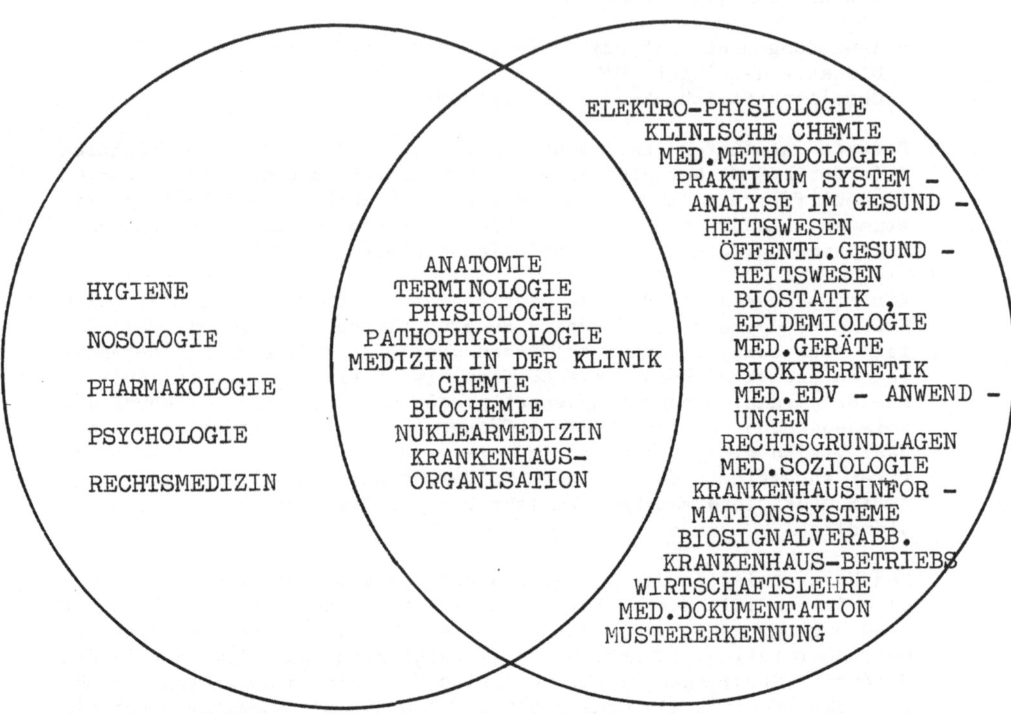

ABB.10 : MI UNI HAMBURG   : MI HEIDELBERG / HEILBRONN

- Es muß für den Bereich des Studiums des Diplom- Informatikers,
  Fachrichtung Medizin, ein einheitliches Ausbildungskonzept entwickelt werden, das den Übergang und die Zusammenarbeit zwischen
  den einzelnen Informatik- Studiengängen ermöglicht.

<u>Literatur:</u>

1 BHATTACHARJEE, E. ZWICK, R.
   Aspekte aus der Sicht des berufstätigen MDA zum gegenwärtigen
   Stand der Aus-/Weiter- und Fortbildung und der tariflichen Situa-
   tion.
   Proc. 6. Frühjahrstagung der GMDS in Heidelberg 1979,
   Springer, Berlin - Heidelberg - New York, 1979, 271-275

2 BRAUER, W., HAAKE, W., MÜNCH, S.
   Studien- und Forschungsführer Informatik 1978
   Gesellschaft für Mathematik und Datenverarbeitung, Bonn und
   Deutscher Akademischer Austauschdienst, Bonn-Bad Godesberg 1978

3 HACKL, C.E.
   Die Informatik aus der Sicht der industriellen Anwendung
   Vortrag, gehalten am 3.10.1974 an der Universität Stuttgart

4 KOEPPE, P.
   Überlegungen zur Gestaltung einer Vorlesung "Medizinische Informa-
   tik"
   In: KÖHLER, C.O., WAGNER, G. (Hrsg.):
   Interaktive Datenverarbeitung in der Medizin
   Stuttgart, New York: Schattauer 1976, 345-367

5 KOEPPE, P., REICHERTZ, P.L.
   Übersicht über den Stand der Ausbildung in der Medizinischen In-
   formatik
   Proc. 6. Frühjahrstagung der GMDS in Heidelberg 1979,
   Springer, Berlin - Heidelberg - New York, 1979, 220-231

6 LEVEN, F.J.
   Istanalyse und Sollkonzept der Ausbildung in Medizinischer Infor-
   matik an der Universität Heidelberg/Fachhochschule Heilbronn
   Vortrag, gehalten auf der Klausurtagung des Fachbereichs Medizi-
   nische Informatik der Fachhochschule Heilbronn am 9./10.2.1979 in
   Heilbronn

7 MÖHR, J.R. (Hrsg.)
   "Zertifikat Medizinischer Informatiker"
   Stuttgart, New York: Schattauer, 1978

8 MÖHR, J.R.
   Das Konzept der Aus- und Weiterbildung in Medizinischer Informatik
   Vortrag, gehalten auf der Klausurtagung des Fachbereichs Medizinische Informatik der Fachhochschule Heilbronn am
   9./10.2.1979 in Heilbronn

9 MÖHR, J.R., HOFMANN, J., LEVEN, F.J.
   A Specialized Curriculum for Medical Informatics,
   Review after 6 Years of Experience.
   Proc. Medical Informatics, Berlin 1979.
   Lecture Notes in Medical Informatics Vol. 5,
   Springer, Berlin - Heidelberg - New York, 1979, 61-72

10 REICHERTZ, P.L. (Hrsg.)
   Protokoll der Klausurtagung Ausbildungsziele, -inhalte und -metho-
   den in der Medizinischen Informatik, Reisensburg/bei Ulm vom
   2.-5.5.1973
   Hannover: Medizinische Hochschule Hannover 1973

11 STIEGE, G.
   Ausbildungsfragen Medizinische Informatik: Aspekte aus der Sicht
   des Informatikers
   Proc. 6. Frühjahrstagung der GMDS in Heidelberg 1979,
   Springer, Berlin - Heidelberg - New York, 1979, 256-257

12 ÜBERLA, K.
   Probleme zwischen Informatik und Medizin - die Sicht des Anwen-
   ders
   Informatik-Spektrum 1 (1979), 4-11

```
**********************************************
*                                            *
*    Zertifikat Medizinischer Informatiker    *
*                                            *
**********************************************
```

von

Dr. Claus Köhler
Institut für Dokumentation, Information und Statistik
am Dt. Krebsforschungszentrum
Im Neuenheimer Feld 280, D-6900 Heidelberg

Die Deutsche Gesellschaft für Medizinische Dokumentation, Information
und Statistik e.V. (GMDS) hat gemeinsam mit der Gesellschaft für Informatik e.V. (GI) analog dem "Klinischen Chemiker" ein Zertifikat "Medizinischer Informatiker" geschaffen.

Die Gründe, die bei der Schaffung des Zertifikats eine Rolle gespielt
haben, sind sehr unterschiedlicher Art. Der erste Grund ist in der Einrichtung einer nachuniversitären Ausbildung (post graduate) für Mediziner und Informatiker zu sehen. Meine Ausführungen zur Notwendigkeit des
Zusammenarbeitens der Bereiche Medizin und Informatik können aufgrund
der vorangegangenen Vorträge kurz und exemplarisch bleiben. Neue Erkenntnisse auf dem medizinischen Gebiet sind schon seit längerer Zeit
in großem Maße meist nur noch in der engen Zusammenarbeit zwischen Medizin, Naturwissenschaften und Informatik gewonnen worden, wobei ich
den ganzen Bereich der Dokumentation hier unter dem Begriff Informatik
subsummiert habe. Diese neuen Erkenntnisse im medizinischen Bereich
fallen zum großen Teil zum einen in die Zusammenarbeit von Medizin und
Physik bzw. Chemie oder Biochemie und zum andern in die Zusammenarbeit
von Medizin und Statistik bzw. Informatik. Nur der letztgenannte Bereich interessiert an dieser Stelle.

Als historisches Beispiel darf ich hier die Entdeckung des Zusammen-
hangs von Syphilis und progressiver Paralyse durch Steenberg Mitte des
vorigen Jahrhunderts anführen. Diesen Zusammenhang hat Steenberg durch
die Analyse von Krankengeschichten der heutigen Landeskrankenanstalt
Schleswig (gegründet 1820) in den 70er Jahren des vorigen Jahrhunderts
aufgedeckt. Der Verdacht kam ihm bei einem Besuch in einer Heilanstalt,
wo er bekannte Patienten entdeckte, die er bei seiner Krankenhaustätig-
keit gegen Syphilis behandelt hatte. In Schleswig gab es wenige Paraly-
tiker und alle lebten vor ihrer Einweisung eine zeitlang in Stockholm,
dem "damaligen Sodom und Gomorrha des Nordens" (wie es Stroemgren, ein
Zeitgenosse Steenbergs beschreibt), wo sie sich mit Syphilis angesteckt
hatten. Dieses Beispiel beschreibt sicher einen der früheren Erfolge
der Zusammenarbeit zwischen Informatik und Medizin.

Ein weiterer Grund für die Einrichtung des Zertifikats ist sicher auch
historisch zu sehen. Bevor es Informatiker gab, oder gar medizinische
Informatiker, haben Wissenschaftler schon an der Lösung von Problemen
gearbeitet, die wir heute Probleme der medizinischen Informatik nennen.
Schon zu Zeiten der Lochkartentechnik in den 30er und 40er Jahren haben
in den Vereinigten Staaten (Berkson, Mayo Klinik) und in Deutschland
Müller (Zentrallabor für Wehrmedizin) Ärzte dieses neue Werkzeug zur
Gewinnung neuer Erkenntnisse benutzt. Verstärkte Anstrengungen auf diesem Sektor wurden in den 50er und 60er Jahren unternommen.

Diese Personen waren Ärzte, Mathematiker, Physiker, Volkswirte und anderes mehr. Diesen Leuten eine entsprechende Bestätigung ihrer Arbeit zu geben, spielte sicher auch eine Rolle bei der Schaffung des Zertifikats.

Der schwerwiegendste Grund ist in der Bestätigung für den Zertifikatsinhaber zu sehen, daß er die Fähigkeit und Kenntnisse für eine Führungsposition hat. Dieser Grund spielt in der Diskussion der Anforderungen, die an den Bewerber für das Zertifikat gestellt werden, eine gewichtige Rolle.

Nebengründe mögen in der Rückkopplung auf das Fach Informatik gelegen haben, durch die der Informatik-Student frühzeitig zum Nebenfach Medizin und damit auch zu einer gewissen Spezialisierung geführt wird. Auf jeden Fall haben die Zertifikatsanforderungen schon eine Auswirkung auf die Ausbidungspläne für Informatiker in einigen Hochschulen, insbesondere auf den Ausbildungsgang "Medizinischer Informatiker" der Universität Heidelberg/Fachhochschule Heilbronn gehabt.

Der oben genannte Grund der Bescheinigung von Fähigkeiten und Kenntnissen zur Übernahme von Führungspositionen bedeutet sicher eine hochangesetzte Forderung. Die von einem gemeinsamen Ausschuß der beiden Trägergesellschaften GMDS und GI erarbeiteten Durchführungsrichtlinien spiegeln diese Forderung wieder.

Die Erteilung des Zertifikats hängt von drei grundsätzlich verschiedenen Voraussetzungen ab:

- Abgeschlossenes Studium
- Fünf Jahre Arbeit im Fachgebiet
- Nachweis der Weiterbildung

Das abgeschlossene Studium soll ein medizinisches oder ein Informatik-Studium sein. Andere Studienabschlüsse sind zugelassen, wenn sie mit der Medizinischen Informatik in Zusammenhang gebracht werden können, z.B. Mathematik, Physik, Chemie, Biologie, Wirtschaftswissenschaften.

Die "operationelle Qualifikation" (so in den Durchführungsrichtlinien genannt) soll vom Bewerber für 5 Jahre nachweisbar im Fachgebiet in einem der drei Schwerpunkte abgeleistet sein:

- Informationshaltung und -auswertung
- Rechnergestützte Organisation von Gesundheitsversorgungssystemen
- Technisch medizinische Informatik

Neben der Selbstdarstellung des beruflichen Werdegangs wird ein Gutachten vom Betreuer oder von den Betreuern des Bewerbers verlangt. Die Betreuer sollen möglichst selbst Zertifikatsinhaber sein. Der Betreuer hat die Aufgabe, den Aspiranten die operationelle Qualifikation in einem der drei oben genannten Gebiete zu bescheinigen und, soweit er dazu in der Lage ist, eine Weiterbildung zu bestätigen.

Der Betreuer soll dem Aspiranten auch bei der Planung seiner Weiterbildung behilflich sein und ihm die Möglichkeit zur Weiterbildung einräumen.

Mit der letztgenannten Forderung stoßen wir natürlich sehr schnell an
Grenzen. An vielen Orten wird der Kandidat kaum die Möglichkeit haben,
sich auf allen verlangten Gebieten in der Praxis die geforderten Kennt-
nisse anzueignen. Die ursprüngliche Absicht, gewisse Strukturierung und
Standardisierung in der Weiterbildung durchzusetzen, mußte aus diesem
Grund wieder fallengelassen werden.

Die Durchführungsrichtlinien sehen fünf Fachbereiche vor, die auch im
Anerkennungsausschuß ihre Fachvertreter haben, in denen der zukünftige
Medizin-Informatiker zumindest Grundkenntnisse haben soll:

- Medizin
- Medizinische Informatik
- Informatik
- Biomathematik
- Wirtschaftswissenschaften

Es wird dabei stillschweigend vorausgesetzt, daß der Aspirant in einem
der 5 Fachbereiche einen Hochschulabschluß oder Vordiplom hat, der dann
für den Einzelnen nur noch quasi abgehakt zu werden braucht. Für die
übrigen Bereiche soll der Bewerber ausreichende Kenntnisse und praktische Erfahrungen nachweisen.

Dieser Nachweis von "ausreichenden" Kenntnissen und Erfahrungen kann
durch Publikationen, Projektberichte, Vorträge oder auch durch Danksagungen in Publikationen z.B. für die Durchführung der statistischen
Auswertungen erbracht werden.

Es wird für die ersten Bewerber und auch für die Mitglieder des Verga-
beausschusses schwierig werden, die Nachweise in entsprechender Form zu
erbringen bzw. zu überprüfen. Z.B. wird ein Spezialist im "Krankenhaus-
informationssystem", der nebenher statistische Beratungen für klinische
Studien macht, kaum die Sonderdrucke von Arbeiten parat haben, in denen
ihm für diese Beratungen gedankt worden ist. Auch für die Ausschußmitglieder ist es oft nicht einfach, aus den beigefügten Bibliographien
und Sonderdrucken entsprechendes zu erkennen.

Bisher sind alle Bewerber den meisten Ausschußmitgliedern persönlich
bekannt. Es ist wenigstens immer ein Mitglied soweit mit den Arbeiten
vertraut, so daß er auch detaillierte Auskünfte geben könnte. Um Unge-
rechtigkeiten für zukünftige Bewerber zu vermeiden, die dann vielleicht
nicht mehr persönlich so bekannt sind, und um Entscheidungen auch re-
trospektiv für die Nachfolger des jetzigen Ausschusses durchsichtig zu
machen, hat der Ausschuß einstimmig beschlossen, nur die schriftlich
vorliegenden Unterlagen für die Bewertung heranzuziehen. Zukünftige
Bewerber, die jetzt vielleicht drei oder vier Jahre ihre operationelle
Qualifikation hinter sich haben, können sich auf diese Forderung naturgemäß besser einstellen und rechtzeitig ihre Publikationen und gege-
benenfalls die von anderen mit Danksagungen sammeln und ordnen.

Jeder Bewerber muß seiner Bewerbung ein Gutachten des oder der ihn be-
treuenden Zertifikatsinhaber beifügen. Diese Gutachten sollten ebenfalls im Sinne der oben gesagten Anforderung strukturiert sein. Diese
Strukturierung macht es dem Betreuer aber auch einfacher, sein fachli-
ches Gutachten zu erstellen.

Eine weitere Voraussetzung des Zertifikats, die auch einmal offen ausgesprochen werden soll, ist die Zahlung von DM 100.-- an die GMDS. Das Geld soll nicht etwa eventuelle Lücken in den Haushalten der beiden Gesellschaften decken, sondern ist so angesetzt, daß zumindest die Druckkosten der Zertifikate und Richtlinien und die Reisekosten der Ausschußmitglieder abgedeckt sind. Der Ausschuß ist in letzter Zeit sehr häufig zusammengetreten und zwar immer an Orten, wo zwei Mitglieder ihr Domizil haben. Die häufigen Sitzungen waren erforderlich, um das Procedere in Griff zu kriegen und um den endgültigen Text der Durchführungsrichtlinien zu verabschieden. Dieser endgültige Text ist in der Zwischenzeit von den Präsidien der beiden Gesellschaften GMDS und GI sanktioniert und erscheint als 2. Auflage des 2. Heftes der Schriftenreihe der Deutschen Gesellschaft für Medizinische Dokumentation, Informatik und Statistik (Hrg. Wagner) im Schattauer Verlag, Stuttgart.

Soweit in kurzen Worten die Formalia des Zertifikats "Medizinischer Informatiker". Lassen Sie mich einige gesellschaftspolitische und wissenschaftspolitische Aspekte des Problems hinzufügen, die sicher nicht überall Anerkennung finden werden aber vielleicht zum Nachdenken anregen.

Das Funktionieren unserer Gesellschaft sowohl in der Wirtschaft als auch im öffentlichen Bereich und in der Wissenschaft ist auf Prüfungen und Bescheinigungen über die erfolgreiche Absolvierung dieser Prüfungen aufgebaut. In allen Bereichen sind nur die oberen Sprossen der Karriereleitern nicht mehr durch Prüfungen verbarrikardiert. Es gibt dort zwar auch noch Barrieren, die aber in erster Linie im zwischenmenschlichen Bereich liegen und auch in der Leistung und Intelligenz des Sprossen-Kletterers begründet sind.

Es gibt nur einen Bereich, der keine Prüfungen und Papiere zur Besteigung der ersten Sprossen voraussetzt, und das ist der politische Bereich. Hier liegen schon die unteren Barrieren allein im Feld der zwischenmenschlichen Beziehungen, bei den allerhöchsten Sprossen dürfte die Barriere der Leistung auch hier nicht auszuschalten sein. Es gibt einige Gesellschaften unter den westlich demokratisch orientierten, die dieses Prüfungssystem in dem von uns angewendeten Ausmaß nicht kennen. In diesen Ländern, z.B. Großbritannien, sind die Erfolgsaussichten für Anfänger in jedem Gebiet vielmehr durch Geburt, Geld, Beziehung, Bildung und Leistung bestimmt.

In der Medizin sind allerdings in allen Staaten entsprechende Prüfungen (zumindest für die unteren Sprossen) nötig, bevor z.B. ein Arzt auf die leidende Menschheit losgelassen wird. Da im medizinischen Bereich insgesamt in aller Welt Prüfungen und die nach erfolgreicher Prüfung ausgestellten Zeugnisse, Urkunden oder Zertifikate usus sind - in den USA bepflastern die Ärzte die Wände ihrer Wartezimmer damit und in Deutschland sind allgemein Zeugnisse der Schlüssel zur Anerkennung - fällt das Zertifikat "Medizinischer Informatiker" überhaupt nicht aus dem Rahmen des Üblichen.

Wissenschaftspolitisch war es sogar eine Notwendigkeit. Ein neuer Wissenschaftszweig hat es nie leicht, sich durchzusetzen und sich gegen seine festverankerten Hauptäste zu behaupten. Stabile Stützen kann sich ein solcher Zweig auf zwei Arten beschaffen: er kann sich zum einen selbst bescheinigen, daß er ein neuer Zweig ist (und nicht etwa nur ein frischer Frühlingstrieb), oder zum anderen eine staatliche Anerkennung verlangen, die wiederum nur durch entsprechende Prüfungen ausgesprochen wird. Für beides muß natürlich die nötige Reklame gemacht werden. Heute nennen wir das "Image-Bildung" oder "Festigung des Selbstverständnisses".

Beides ist der Medizinischen Informatik gelungen. Die Behauptung gegen die beiden Eltern Medizin und Informatik ist im Falle der Medizin schon längere Zeit kein Problem mehr, im Falle der Informatik erst durch die Schaffung des Zertifikats erreicht. Die staatliche Anerkennung ist zumindest in einem Bundesland (Baden-Württemberg) durch die Einrichtung eines vollen Studienganges einschließlich der Promotion ausgesprochen. Die Medizin selbst, bzw. ihre Standesorganisation, hat die Sanktionierung des Zweiges sogar bis zur Einführung einer Zusatzbezeichnung (Arzt für medizinische Datenverarbeitung) geführt.

Es bleibt am Anfang eines solchen Prozesses zur Bildung eines neuen Wissenschaftszweiges nicht aus, daß sich die Initiatoren, Wegbereiter, Bahnbrecher, Altmeister oder wie auch immer man die Ausbrecher aus ihrer Wissenschaft nennt, die sich erlaubt haben etwas neues zu machen, die Anerkennung als Fachmann auf dem neuen Gebiet notgedrungen gegenseitig aussprechen müssen. Natürlich ist es von Vorteil, wenn schon wissenschaftliche Gesellschaften existieren, wie in unserem Falle die GMDS und die GI, die dann quasi als eine breit legitimierte Vergabestelle fungieren können.
Ebenso natürlich ist die Kritik an der Vorgehensweise der quasi Selbstbeweihräucherung durch den verstärkt nachdrängenden Nachwuchs, die zum nicht geringen Teil schon Hochschul-Prüfungen als Informatiker mit Nebenfach Medizin oder Prüfungen als Medizinischer Informatiker haben. Diese Kritik ist von den Leuten, die die Durchführungsrichtlinien erarbeitet haben, ernsthaft diskutiert und entsprechend gewürdigt worden. Die hauptsächlichsten Argumente gegen diese Kritik sind bereits dargestellt worden.

Ein weiterer Kritikpunkt richtet sich gegen die sicher nicht einfachen Voraussetzungen zur Erlangung des Zertifikats. Auch darüber ist in vielen Stunden eingehend diskutiert worden. Die zuerst entwickelte Konstruktion der Anmeldung zur Fortbildung und Durchführung der Fortbildung nach einem von einer Kommission individuell ausgearbeiteten Fortbildungsplan ist aus Gründen der Inoperationalität und wegen zu hohen Arbeitsaufwandes dieser Kommission fallengelassen worden. Quasi als Ersatz für die ursprünglich vorgeschriebene Fortbildung ist die operationale Qualifikation von 2 auf 5 Jahre angehoben worden.

Das Renomè eines Wissenschaftszweigs kann sicher nicht gut werden, wenn die Erlangung eines Zertifikats, das dem Inhaber bescheinigen soll, er sei zu Höherem befähigt, zu einfach ist. Bei zu geringen Voraussetzungen hätten weder die Inhaber des Zertifikats noch der junge Wissenschaftszweig Vorteile davon. Es würden wahrscheinlich sogar negative Auswirkungen auftreten; der Wissenschaftszweig würde nicht ernst genommen werden und die Inhaber stünden quasi als Kurpfuscher bestenfalls als Karrieristen dar.

Es ist nicht sehr häufig, daß junge Wissenschaftler (Mediziner, Informatiker, aber auch Mathematiker, andere Naturwissenschaftler und Wirtschaftswissenschaftler) nur mal eben die Nase in die Medizinische Informatik stecken und sich nach relativ kurzer Zeit wieder in ihr heimatliches Wissenschaftsgebiet zurückziehen. Wer hier einmal Blut geleckt hat, bleibt auch meist dabei. Das ist auch ein Grund für die doch sehr lang erscheinenden 5 Jahre der operationalen Qualifikation. Zukünftige Bewerber wissen ja nun was sie in diesen 5 Jahren tun müssen, um ohne Schwierigkeiten das Zertifikat zu erlangen. Und bei der Breite unseres Fachgebiets, das von der reinen Textverarbeitung über die Mathematik bis zur physiologischen Sensortechnik reicht, wird ihnen die Zeit sicherlich nicht lang werden.

Nach den gesellschafts- und wissenschaftspolitischen Anmerkungen sollen noch einige Bemerkungen folgen, die etwa im Bereich des berufspolitischen Handelns oder einfach des pragmatischen Denkens anzusiedeln sind. Das provokative Statement: "auch Wissenschaftler sind nur Arbeitnehmer" gilt erst recht auch für junge medizinische Informatiker. Arbeitnehmer sind gegenüber anderen Gruppen unserer Gesellschaft, Unternehmer, Arbeitgeber, Selbständige oder wie immer man diese bezeichnet, meist in einer weniger angesehenen Position und der Einzelne muß, um einen kleinen Ausgleich zu schaffen, selbst dafür Sorge tragen, in der Hierarchie der Arbeitnehmer möglichst weit nach oben zu kommen. Jedes legale Mittel zur Ersteigung weiterer Sprossen sollte dem Arbeitnehmer recht sein. Unser Zertifikat ist ein solches legales Mittel. Man kann nicht von jedem Wissenschaftler, ob jung oder alt, verlangen, daß der Enthusiasmus und Idealismus unbedingt den Wunsch nach gesicherter und einigermaßen angenehmer Lebensweise überdeckt. Die geltenden Tarifverträge im öffentlichen Dienst, und die meisten Medizin-Informatiker arbeiten nun einmal im öffentlichen Dienst, haben ohnehin nur wenig Spielraum für leistungsgerechte Vergütung.

Die Formulierungen im Tarifvertrag (BAT) sind auch nicht gerade geeignet, größere Klarheit in die Problematik zu bringen. Sätze wie: "... deutlich höher zu bewerten ..." oder "... sich durch das Maß der damit verbundenen Verantwortung erheblich ... heraushebt" oder "... sich durch besondere Schwierigkeit und Bedeutung ... heraushebt" bieten den oben schon apostrophierten "zwischenmenschlichen Beziehungen" genügend Raum, um jeden gewünschten Spannungszustand zu erzeugen. Unser Zertifikat kann hier als ein Mittel des Versuchs der Objektivierung angesehen werden. Den beiden Trägergesellschaften und dem Vergabeausschuß ist völlig klar, daß das Zertifikat keinen Rechtsanspruch im Sinne der Eingruppierung in BAT-Gruppen oder im Sinne der beamtenrechtlichen Stellenzuweisung bietet. Das Zertifikat kann nur für die entsprechenden Entscheidungsgremien eine zusätzliche Hilfe bei der Entscheidungsfindung sein. Das Gewicht dieses Faktors bei der Entscheidungsfindung hängt in starkem Maße vom Image des Zertifikats in Bereichen ab, die nicht der Medizinischen Informatik, nicht der Medizin und nicht der Informatik angehören. Die beiden Gesellschaften und die Zertifikatsinhaber müssen also das größte Interesse haben, das Image des Zertifikats nach außen qualitativ möglichst hoch anzusetzen. Für den diskutierten Zweck der Verbesserung der Situation von Arbeitnehmern ist das interne Image, intern im Sinne des Wissenschaftszweiges Medizinische Informatik, relativ unwichtig.

Ein "äußeres Image" ist zum Teil leichter aufzubauen als das "innere Image", weil dabei die eigentliche fachliche Qualifikation der Inhaber des Zertifikats nicht oder nur in geringem Maße als Maßstab herangezogen wird. An diese Aussage schließt sich natürlich sofort die Frage an, welche Faktoren sind dann aber maßgebend für das Ziel der Erreichung der äußeren Anerkennung? Eine weitere Frage steht in direkter Folge zur ersten: wer kann diese Faktoren im Sinne der Zielerreichung beeinflussen? Die zweite Frage ist relativ leicht zu beantworten. Ein Faktor dürfte mit Sicherheit die Leistung sein. Positives spricht sich zwar im allgemeinen wesentlich langsamer herum als Negatives, aber eine Verbreitung geschieht immerhin doch. Jeder einzelne Zertifikatsinhaber muß sich darüber im klaren sein, daß ein negativer Eindruck seiner Leistung sehr schnell auf das gesamte Zertifikat zurückschlägt, der positive Eindruck aber nur sehr langsam zum positiven Image des Zertifikats insgesamt durchdringt.

Der zweite Faktor ist vielleicht das "Auftreten" des Einzelnen. Darunter ist zu verstehen, daß ein Zertifikatsinhaber auch bei - seiner Meinung nach positiven - Leistungen betont, daß er das Zertifikat besitzt. Das klingt natürlich nach Eigenlob, der Eindruck kann nur durch das taktische Geschick jedes Einzelnen vermieden werden.

Die beiden Trägergesellschaften bzw. die Gesamtheit der Zertifikatsinhaber sind nun einmal nicht in der Lage, eine Public Relation Firma zu beauftragen, um sich ein gezieltes Image für das Zertifikat aufbauen zu lassen, wie das z.B. bei Parteien heute üblich ist. Weitere Faktoren sind nur in allgemeinen zwischenmenschlichen Bereichen zu suchen. Das Wohlwollen von Personen mit großem Multiplikatoreffekt (z.B. Minister oder Staatssekretär) kann sehr wirkungsvoll sein.

Sehr wichtig für das Image des Zertifikats ist die Tatsache, daß sich viele der bisherigen Träger der Entwicklung der Medizinischen Informatik, die eine weitere Bestätigung ihrer Leistung und ihres Könnens eigentlich nicht mehr nötig hätten, auch für das Zertifikat beworben haben. Meines Erachtens wird damit das Zertifikat ebenfalls aufgewertet und nicht etwa, wie die schon diskutierte Kritik meint, abgewertet.

Nach den bisher gemachten Ausführungen sehen meines Erachtens die Zukunftsaussichten für das Zertifikat gut aus. Ein Grund des Optimismusses ist auch die doch recht weit verbreitete Ansicht, daß generell weiterer wissenschaftlicher Fortschritt, und auch Fortschritt allgemein, vorwiegend interdisziplinär gesehen wird. Das Wissen Einzelner über immer weniger wird immer größer, nur noch das Team kann die Zusammenführung des tiefen Detailwissens zu einer übergeordneten neuen Erkenntnis erreichen. Das gilt insbesondere für die Wissenschaften oder Teilbereiche daraus die sich mit der lebenden Materie befassen, also auch in der Medizin. Berufe, die in der Medizinischen Informatik tätig sind, auch die Medizinischen Dokumentare, sind schon jetzt im gesamten Gesundheitswesen und insbesondere im Krankenhaus teilweise so fest integriert, daß ein zeitweiser Ausfall des eingesetzten Personals eine empfindliche Lücke im Organisationsablauf aufreißt. Man hat sich schon so auf das Vorhandensein eingestellt, daß es nicht mehr auffällt, daß sie da sind; so wie wir uns nur bewußt werden ein Herz zu haben, wenn es nicht so richtig mitmacht. Man muß aber diese Tatsache publizieren, weil sie nur für die Stellen gilt, in denen wirklich Personal aus dem Gebiet der Medizinischen Informatik eingesetzt ist, die anderen wissen nämlich überhaupt nicht, was ihnen da entgeht.

Zu den Zukunftsperspektiven der Berufe der Medizinischen Informatik gehört aber auch ein Faktor, der uns in Deutschland ganz allgemein noch nicht genügend bewußt ist: die Durchlässigkeit im Berufssystem. Unsere starre Einteilung "hier Akademiker" und "dort Nicht-Akademiker" führt in vielen Fällen zur Frontenverhärtung, zu Standesdünkel, zu Frustrationen und zur Vergeudung von Volksvermögen, z.B. brachliegende Intelligenz von sogenannten Nicht-Akademikern. Nicht immer hat die erfolgreiche Absolvierung von Oberschule und Universität unbedingt etwas mit Intelligenz zu tun, genau wie umgekehrt das Nicht-Abitur und Nicht-Studium auf mangelnde Intelligenz hinweisen.

Das Bildungs- und Ausbildungsziel der näheren Zukunft in unserer Gesellschaft muß die Aufweichung der starren Fronten sein, die sich heute noch als fast unüberwindliche Barrieren z.B. zwischen "gehobenem" und "höherem" Dienst im Beamtenrecht ausdrückt. Im BAT sieht es nur optisch durch die Formulierung "sowie sonstige Angestellte,die aufgrund gleichwertiger Fähigkeiten und ihrer Erfahrungen entsprechende Tätigkeiten ausüben", besser aus. Aus der Praxis wird mir jeder, der mit Personalproblemen zu tun hat, bestätigen, daß Fälle derartiger Einstufungen als Raritäten zu bezeichnen sind. Auf die Medizinische Informatik bezogen könnte das bedeuten, daß es möglich sein muß, durch Fort- und Weiterbildung und ohne von vorn anzufangen, das jeweils höherwertige Papierchen zu erreichen.

Das sind zur Zeit sicher noch sehr utopische Worte, aber alle Wirklichkeiten von heute sind irgendwann einmal von unseren Vätern oder Großvätern oder von noch Früheren als Utopie ausgesprochen worden. Auch der erste Artikel, der sich mit dem Einsatz von Rechnern im Krankenhaus auseinandersetzte und der von Zworykin stammte, ist nie publiziert worden, und das war immerhin schon Ende der 40er Jahre. Vielleicht sollten wir uns vielmehr die Worte von Charles Babbage, der erste der den Computer erdachte, zu eigen machen, der 1846 geschrieben hat: "Ich habe keine Angst, vor den Leuten, die 50 Jahre nach mir kommen, meine Reputation zu verlieren". Babbage hat sich nur wenig zu unseren Ungunsten verschätzt, wir waren nicht so schnell wie er damals glaubte. Ich hoffe, daß ich mich nach oben verschätze, wenn ich sage, daß wir in 20 Jahren ein durchlässiges Berufssystem haben müssen, um unsere Gesellschaft soziologisch, ökonomisch und ethisch nicht nur am Leben zu erhalten, sondern fortzuentwickeln.

```
**************************************************************
*                                                            *
*   Berufe der medizinischen Dokumentation im Ausland        *
*                                                            *
**************************************************************
```

von

Jack J. Velthoven, MR
Academisch Ziekenhuis, Medische Registratie
Oostersingel 59, Groningen/Niederlande

aus dem Englischen übersetzt vom Herausgeber

Die medizinische Dokumentation beschäftigt sich mit Krankenakten, mit medizinischer Information und der Verarbeitung medizinischer Information. Die wichtigsten Tätigkeitsbereiche sind:

1. Datenerfassung und Datenbereitstellung zur Krankenversorgung, also bei Untersuchungen, Behandlungen, Pflege usw. Dies gilt nicht nur für das Krankenhaus und die Arztpraxis, sondern auch für Vorsorgeuntersuchungen und die Patienten-Nachsorge

2. Informationsaustausch und Kommunikation zwischen dem einzelnen Patienten und den Einrichtungen des Gesundheitswesens

3. Bereitstellung von Informationen zur Abrechnung von Patientenleistungen

4. Dokumentation der beim einzelnen Patienten durchgeführten diagnostischen und therapeutischen Maßnahmen, für den Patienten, den Arzt, das Krankenhaus, Versicherungen und bei Rechtsstreitigkeiten

5. Erfassung und Darstellung von Daten und Unterlagen zur Güte medizinischer Versorgung und zur Praxis der Krankenversorgung

6. Planung und Organisation von Gesundheitsdiensten und Gesundheitseinrichtungen

7. Mitarbeit in der medizinischen Forschung

8. Ausbildung

Die Aufgaben einer Krankenhausabteilung für medizinische Dokumentation lassen sich in drei Gruppen zusammenfassen:

1. Aufgaben mit direktem Bezug zur Krankenversorgung:

 - Aufnahme von stationären und ambulanten Patienten und dabei Erfassung der Patienten-Stammdaten

 - Informierung des Patienten über den Ablauf im Krankenhaus, die Kostenübernahme, den organisatorischen Behandlungsablauf usw.

- Terminvereinbarung bei der Einbestellung ambulanter und stationärer Patienten

- Bereitstellen vorhandener Krankenakten bei der Patientenaufnahme
  bzw. Anlegen einer neuen Krankenakte

- Planung, Ablauf und Steuerung von Untersuchungsprogrammen, Pflege,
  therapeutischer Maßnahmen usw. einschließlich der Erfassung und
  Darstellung der jeweiligen Ergebnisse

- Berichterstattung über Aufnahmen, Entlassungen, diagnostische und
  therapeutische Maßnahmen, Operationen, Visiten usw. gegenüber berechtigten Personen bzw. klinischen Einrichtungen wie z.B. die
  Krankenhausverwaltung

- Schreiben von Arztbriefen, Operationsberichten, Epikrisen entsprechend den Wünschen des behandelnden Arztes

- Verwaltung der Krankenakten in den Krankenakten-Archiven: Vollzähligkeits- und Vollständigkeitskontrolle der Krankenakten, Ablage
  und Wiederauffinden der Krankenakten einschließlich dem Anlegen
  und Führen der dazu erforderlichen Register und Verzeichnisse

2. Mit indirektem Bezug zur Krankenversorgung:

- Beantwortung von Anfragen z.B. von Versicherungsträgern

- Erstellung von Sekundär- und Zweitdokumenten

- Verschlüsselung von Diagnosen, diagnostischen Verfahren, Operationen, Behandlungen einschl. ihrer Ergebnisse sowie der personenbezogenen Patientendaten

- Einträge in Verzeichnisse, Karteien, Bücher, Register und Listen

- Erfassung, Umrechnung und Weitergabe numerischer Befunde, von Labordaten usw.

- Berichte und Statistiken über Auslastungen von Bettenstationen,
  diagnostischen und therapeutischen Funktionsbereichen usw.

3. Zur Unterstützung anderer Dienste und Aufgaben:

- Mitarbeit bei der Qualitätskontrolle der medizinischen Versorgung,
  Auffinden spezieller Einzelfälle, Analyse von Einzelfällen, Entwurf von Berichten, Formularen usw.

- Mitarbeit in der klinischen Forschung durch Herausfinden der für
  eine Forschungsaufgabe relevanten Krankenakten und Einzeldaten,
  Dokumentation von einzelnen Krankheitsverläufen, Vorbereitung von
  EDV-Eingaben, statistische Auswertung der Befunde und Ergebnisse,
  Mitarbeit bei der Versuchsplanung und Formularentwurf

- Planung und Organisation von Dienstleistungen und Einrichtungen,
  wie Betriebsstatistiken, statistischen Analysen als Beantwortung
  von Anfragen und das Erkennen von Trends und Abweichungen

Die Tätigkeiten in der medizinischen Dokumentation sind:

- Personalarbeit durch Anwerben von Personal, Personalauswahl, Einführung und Ausbildung von Personal, Personalüberwachung und Untersuchung zur Arbeitsbelastung an den verschiedenen Arbeitsplätzen

- Entwicklung und Pflege von Ablaufplänen, Erhebung von Ist-Zuständen, Spezifikation der Anforderungen an Betriebsabläufe und Realisierung verbesserter Betriebsabläufe. Dazu gehört z.B. der Entwurf oder Neuentwurf von Formularen und die Festlegung von Schnittstellen und Kommunikationswegen

- Koordination und Überwachung von Dokumentationsarbeiten, die von nicht dokumentarisch geschultem Personal, wie Ärzten, Schwestern, Technischen Assistenten usw. ausgeführt werden

- Zusammenarbeit mit anderen Personenkreisen, etwa dem ärztlichen Dienst und dem Pflegedienst sowie mit anderen Einrichtungen des Gesundheitswesens innerhalb und außerhalb der Krankenhäuser

Die Struktur einer Krankenhausabteilung für klinische Dokumentation ist in der Abbildung dargestellt.

Im Bereich der klinisch-medizinischen Dokumentation gibt es heute etwa folgende Berufe:

1. Arztsekretärin (auch als Medical Clerk, Medical Typist, Medical Secretary oder als Medical Transscriptionist bezeichnet).

   Die Ausbildung dauert zwischen einigen Monaten bis zu einem Jahr. Sie kann in Vollzeitschulen oder in Teilzeitkursen sowie in Fernkursen mit Lehrbriefen erworben werden. Voraussetzung ist ein High-School-Abschluß

2. Medical Record Technician

   Voraussetzung ist das High-School-Diploma nach etwa zwölf Schuljahren, die Ausbildung selbst dauert meist zwei Jahre und kann sowohl in Vollzeitschulen als auch als Fernkurs absolviert werden. In den USA sind es derzeit etwa 2000 bis 3000 Absolventen jährlich

3. Medical Record Administrator (Medical Librarian oder Medical Record Officer)

   Voraussetzung ist der Abschluß eines Junior-College nach insgesamt etwa vierzehn Schuljahren. Die Ausbildung selbst wird an Universitäten, an Schulen für öffentliches Gesundheitswesen und an Lehrkrankenhäusern durchgeführt. Sie dauert zwei bis vier Jahre. Die Ausbildung schließt ab mit dem Bachelor of Science.

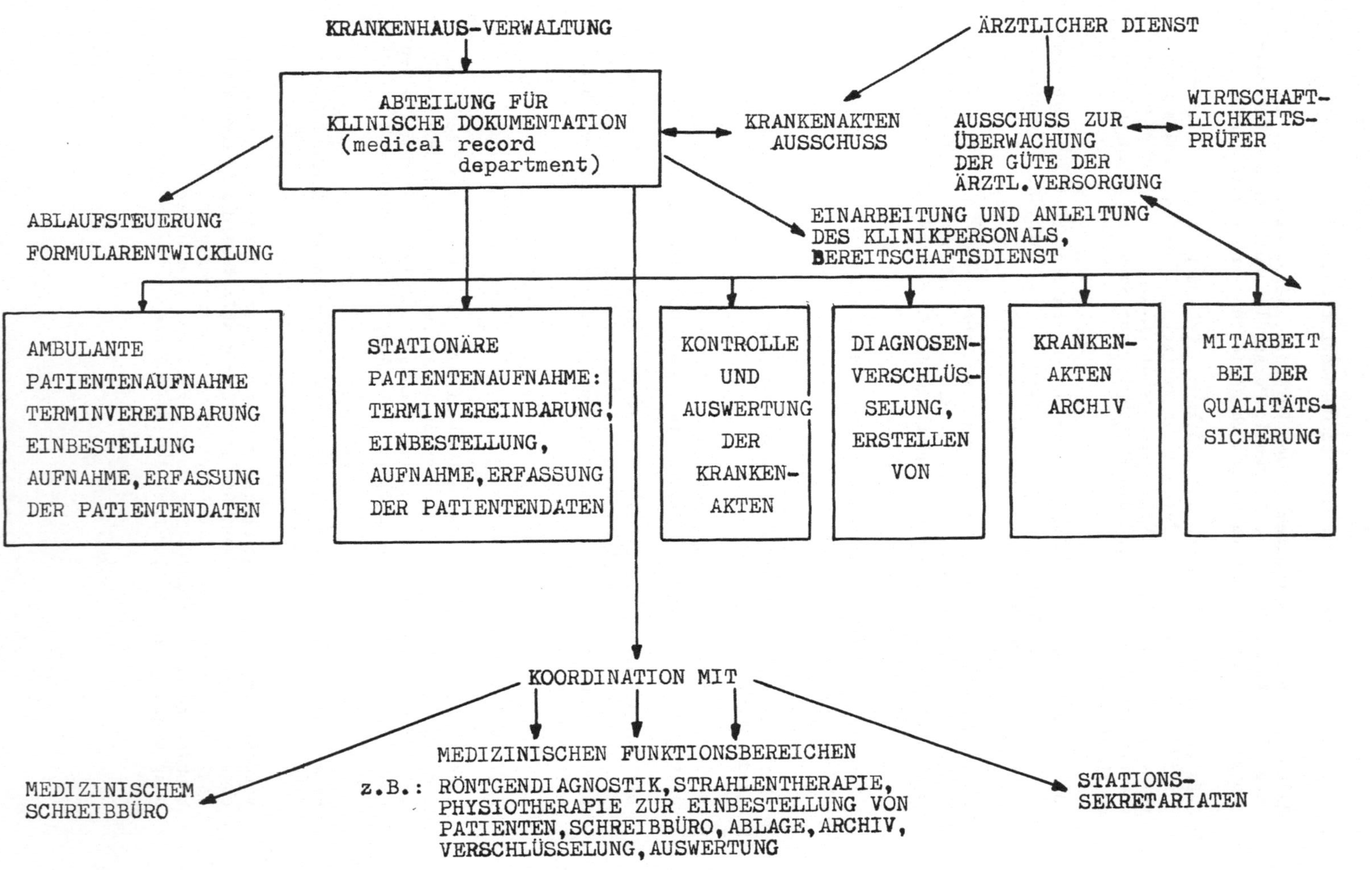

KRANKENHAUS-VERWALTUNG
ÄRZTLICHER DIENST
ABTEILUNG FÜR KLINISCHE DOKUMENTATION (medical record department)
KRANKENAKTEN AUSSCHUSS
AUSSCHUSS ZUR ÜBERWACHUNG DER GÜTE DER ÄRZTL.VERSORGUNG
WIRTSCHAFT-LICHKEITS-PRÜFER
ABLAUFSTEUERUNG
FORMULARENTWICKLUNG
EINARBEITUNG UND ANLEITUNG DES KLINIKPERSONALS, BEREITSCHAFTSDIENST
AMBULANTE PATIENTENAUFNAHME TERMINVEREINBARUNG EINBESTELLUNG AUFNAHME,ERFASSUNG DER PATIENTENDATEN
STATIONÄRE PATIENTENAUFNAHME: TERMINVEREINBARUNG, EINBESTELLUNG, AUFNAHME,ERFASSUNG DER PATIENTENDATEN
KONTROLLE UND AUSWERTUNG DER KRANKEN-AKTEN
DIAGNOSEN-VERSCHLÜS-SELUNG, ERSTELLEN VON
KRANKEN-AKTEN ARCHIV
MITARBEIT BEI DER QUALITÄTS-SICHERUNG
KOORDINATION MIT
MEDIZINISCHEN FUNKTIONSBEREICHEN
z.B.: RÖNTGENDIAGNOSTIK,STRAHLENTHERAPIE, PHYSIOTHERAPIE ZUR EINBESTELLUNG VON PATIENTEN,SCHREIBBÜRO,ABLAGE,ARCHIV, VERSCHLÜSSELUNG,AUSWERTUNG
MEDIZINISCHEM SCHREIBBÜRO
STATIONS-SEKRETARIATEN

In 'den USA müssen Krankenhäuser, um die Anerkennung der "Joint Com-
mission on Accreditation of Hospitals" zu erhalten, auch bei der
Führung der Krankenakten gewisse Anforderungen erfüllen, so z.B. die
Beschäftigung eines anerkannten Medical Record Administrators. Je
Jahr schließen in den USA an etwa 50 Schulen zusammen größenord-
nungsmäßig 1000 Medical Record Administrators ihre Ausbildung ab.

4. Die Studenten der Universität oder der Schulen für öffentliches Gesundheitswesen können ihren Studienschwerpunkt in das Gebiet der
medizinisch-klinischen Dokumentation legen. Sie schließen dann als
Master of Science mit dem Fachgebiet health-care-analist oder der-
gleichen ab.

Die genannten Berufsbilder beziehen sich im wesentlichen auf die US-
amerikanischen Verhältnisse. Ähnliche Strukturen - zum Teil weniger
detailliert - finden sich in den meisten angelsächsischen Ländern z.B.
in Kanada, Großbritannien, Australien, aber auch in den Niederlanden,
Schweden und in Israel. Die Entwicklungsländer, soweit hier überhaupt
Ansätze einer medizinischen Dokumentation vorhanden sind, sind meist
mehr oder weniger an der US-amerikanischen Praxis ausgerichtet. Keine
Aussage kann ich Ihnen geben über Osteuropa, Asien, Südamerika und Af-
rika, weil mir die Kenntnisse darüber fehlen.

In zahlreichen Ländern haben sich Vertreter der Berufe im Bereich der
medizinischen Dokumentation zu Berufsverbänden zusammengeschlossen. Der
älteste Berufsverband ist die "American Medical Record Association",
die 1928 gegründet wurde. Die Berufsverbände haben sich zu einer inter-
nationalen Dachorganisation zusammengeschlossen, der "International
Federation of Health Records Organizations". Derzeit sind folgende Länder in der International Federation vertreten:

Australien, Bundesrepublik Deutschland, Großbritannien, Indien, Israel,
Kanada, Neusecland, Niederlande, Nigeria, Schweden, USA, Venezuela.

```
******************************************************************
*                                                                *
*  Die Ausbildung zum Medizinischen Dokumentationsassistenten    *
*      Entstehung des Berufes, Ausbildungsgang und Lehrplan      *
*                                                                *
******************************************************************
```

von

Prof. Dr. Wilhelm Gaus,
Leiter der Schule für Medizinische Dokumentationsassistenten
der Universität Ulm
Klinische Dokumentation
Prittwitzstr. 6, D-7900 Ulm-Donau

1. Entstehung des Berufsbildes

Lassen Sie mich bitte zur Entstehung des Berufsbildes einige Jahres-
zahlen Revue passieren:

1928	wurde die American Medical Record Association gegründet, die seit 1935 eine planmäßige Ausbildung im Bereich der medizinischen Dokumentation betreibt
1948	wurde in Großbritannien die Association of Medical Record Officers gegründet
ab 1950	finden sich in der Bundesrepublik erste Ansätze zum Aufbau eines eigenen Fachgebiets Medizinische Dokumentation
1963	gründete sich eine Arbeitsgruppe "Ausbildung und Fortbildung" innerhalb der Deutschen Gesellschaft für Medizinische Dokumentation, Informatik und Statistik (GMDS). Diese Arbeitsgruppe organisierte zahlreiche ein- und mehrwöchige Lehrgänge für Medizinische Dokumentationsassistenten
1965	wird im Bericht des Gründungsausschusses über eine Medizinisch-Naturwissenschaftliche Hochschule in Ulm eine Schule für Medizinische Dokumentationsassistenten erwähnt
20.3.1969	Beschluß des Senats der Universität Ulm, eine Schule für Medizinische Dokumentationsassistenten einzurichten
15.9.1969	Unterrichtsbeginn der Schule für Medizinische Dokumentationsassistenten der Universität Ulm
24.9.1971	Eröffnung der Staatlichen Lehranstalt für Medizinische Dokumentationsassistenten am Institut für Medizinische Statistik und Dokumentation der Universität Gießen.

10.3.1972 Gründung des Vereins Medizinischer Dokumentationsassistenten, der heute "Deutscher Verband Medizinischer Dokumentare e.V." heißt

1972   Anerkennung des Medizinischen Dokumentationsassistenten in
Hessen als nichtärztlicher Fachberuf des Gesundheitswesens

1973   Anerkennung der Schule für Medizinische Dokumentationsassistenten der Universität Ulm als förderungswürdig nach
dem Bundesausbildungsförderungsgesetz

1976   Der Medizinische Dokumentationsassistent wird in Baden-
Württemberg als Heilhilfsberuf staatlich anerkannt

1.1.1977 Die Anlauffinanzierung der Schule für Medizinische Dokumentationsassistenten der Universität Ulm durch das Insitut
für Dokumentationswesen, der heutigen Gesellschaft für
Information und Dokumentation, wird abgelöst durch eine
volle Finanzierung durch den Staatshaushaltsplan
Baden-Württemberg

Derzeit arbeiten etwa 250 voll ausgebildete Medizinische Dokumentationsassistenten in der Bundesrepublik; jährlich schließen etwa weitere 70 Medizinische Dokumentationsassistenten ihre Ausbildung ab.

2. Ausbildungsgang

Zunächst möchte ich Ihnen einige deskriptiv statistische Angaben
über die vergangenen 10 Jahre der Schule für Medizinische Dokumentationsassistenten der Universität Ulm zur Veranschaulichung geben.

Abb. 1 zeigt die Entwicklung der Anzahl Bewerbungen und die Anzahl
der Aufnahmen. Abb. 2 zeigt, daß der Beruf überwiegend von weibli-
lichen Personen, zu einem geringeren Teil jedoch auch von Männern
ausgeübt wird.

In Abb. 3 kommt zum Ausdruck, daß in den drei ersten Jahren auch
Schüler mit Mittlerer Reife aufgenommen wurden, während seit 1972
nur noch Schüler mit Hochschulreife oder Fachhochschulreife die
Schule besuchen. Ob sich diese Entwicklung fortsetzen wird, wenn der
Numerus clausus für die Hochschulausbildung überwunden sein wird,
bleibt abzuwarten.

In der Abb. 4 ist zu erkennen, daß der Anteil der älteren Schüler,
der in den ersten Jahren noch einen nennenswerten Anteil hatte, seit
etwa 1975 auf einen oder zwei Schüler je Klasse abgenommen hat.

In der Abb. 5 ist zu erkennen, daß die Ulmer Schule deutlich eine
überregionale Bedeutung hat. Im Jahre 1979 wurde nur ein Schüler aus
dem Ulmer Raum aufgenommen, über die Hälfte der Schüler kamen von
außerhalb Baden-Württembergs.

Anzahl
300
250
200
150
100
50
Bewerbungen und Aufnahmen
Bewerbungen
Aufnahmen
69
70
71
72
73
74
75
76
77
78
79
Jahr

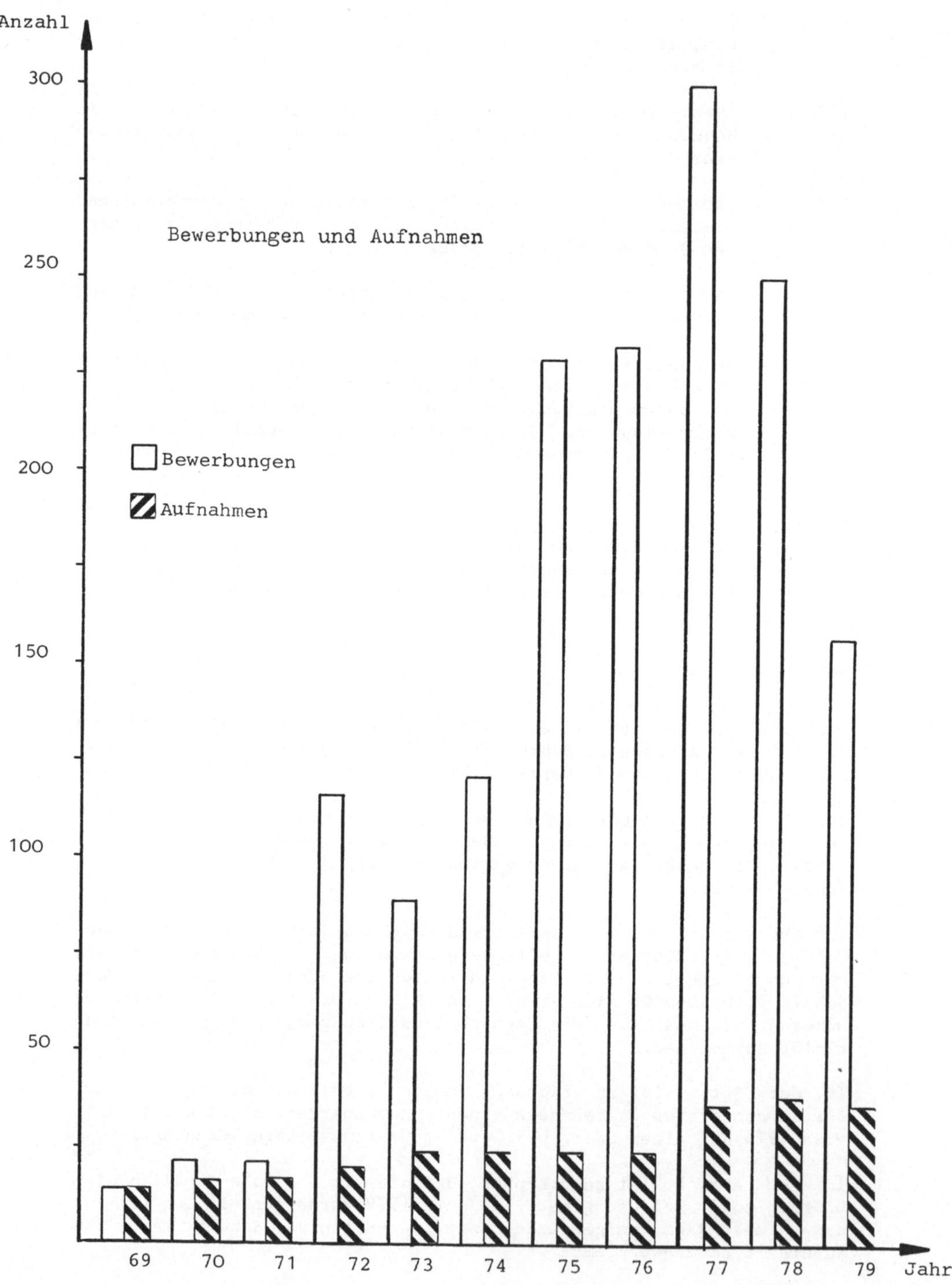

Abb. 1

Aufgenommene Schüler
Anzahl
40
35
30
25
20
15
10
5
männlich
weiblich
69 70 71 72 73 74 75 76 77 78 79 Jahr

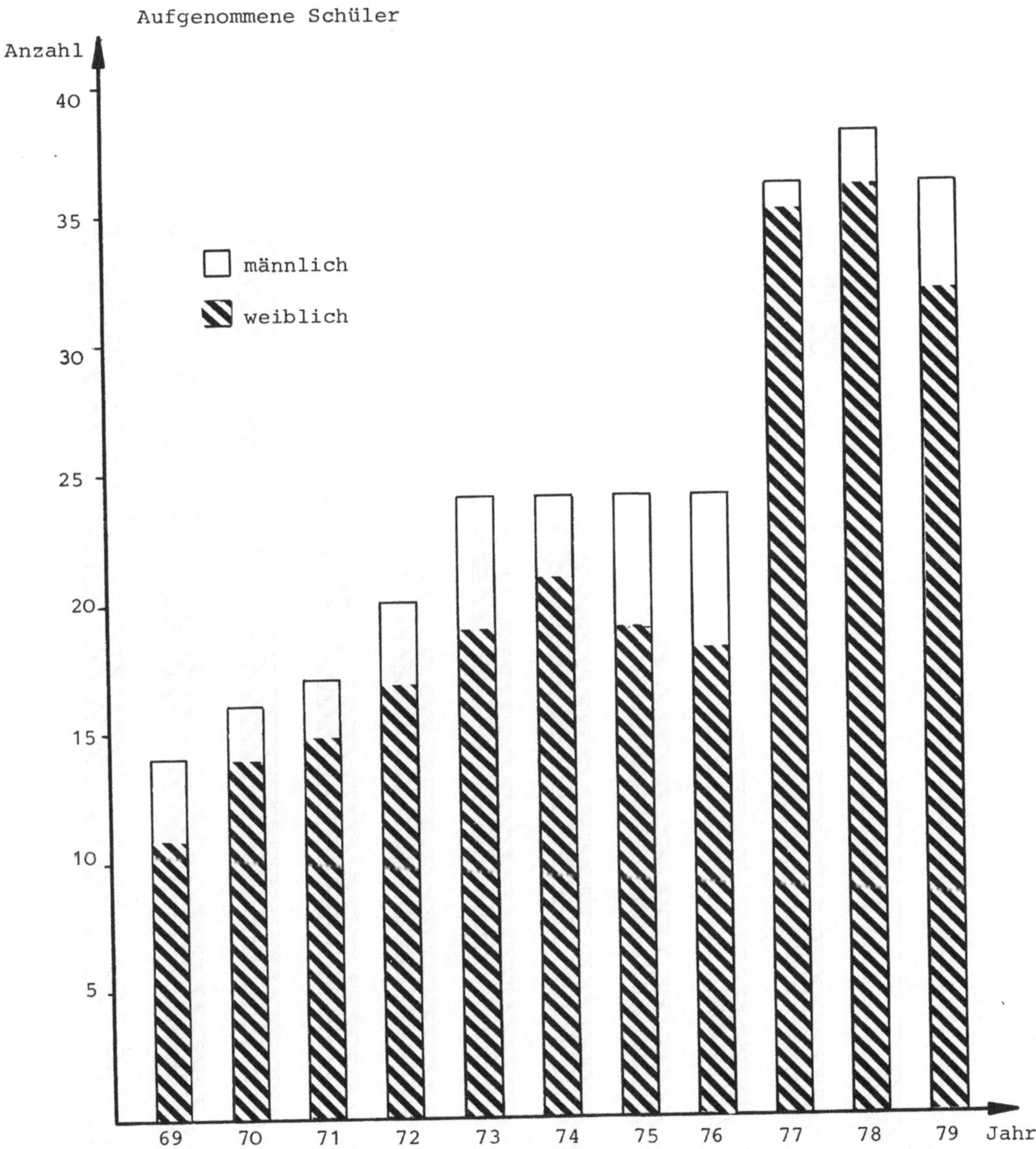

Abb.2

Vorbildung der aufgenommenen Schüler

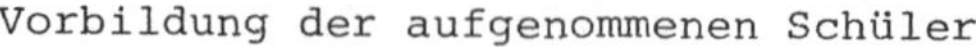

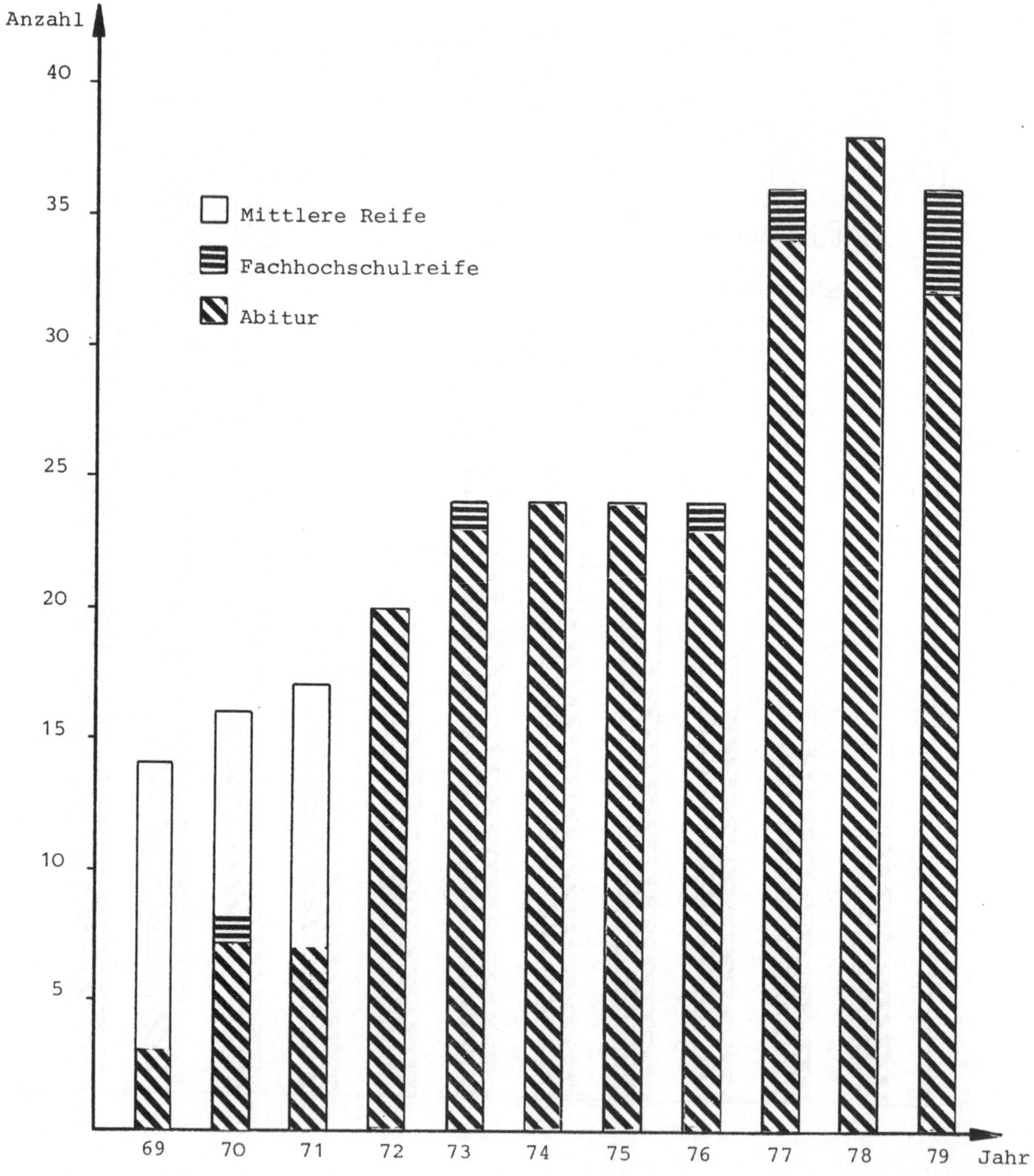

Abb. 3

Alter der aufgenommenen Schüler
Anzahl
40
35
30
25
20
15
10
5
≥ 30
25-29
20-24
≤ 19
Jahre
69
70
71
72
73
74
75
76
77
78
79
Jahr

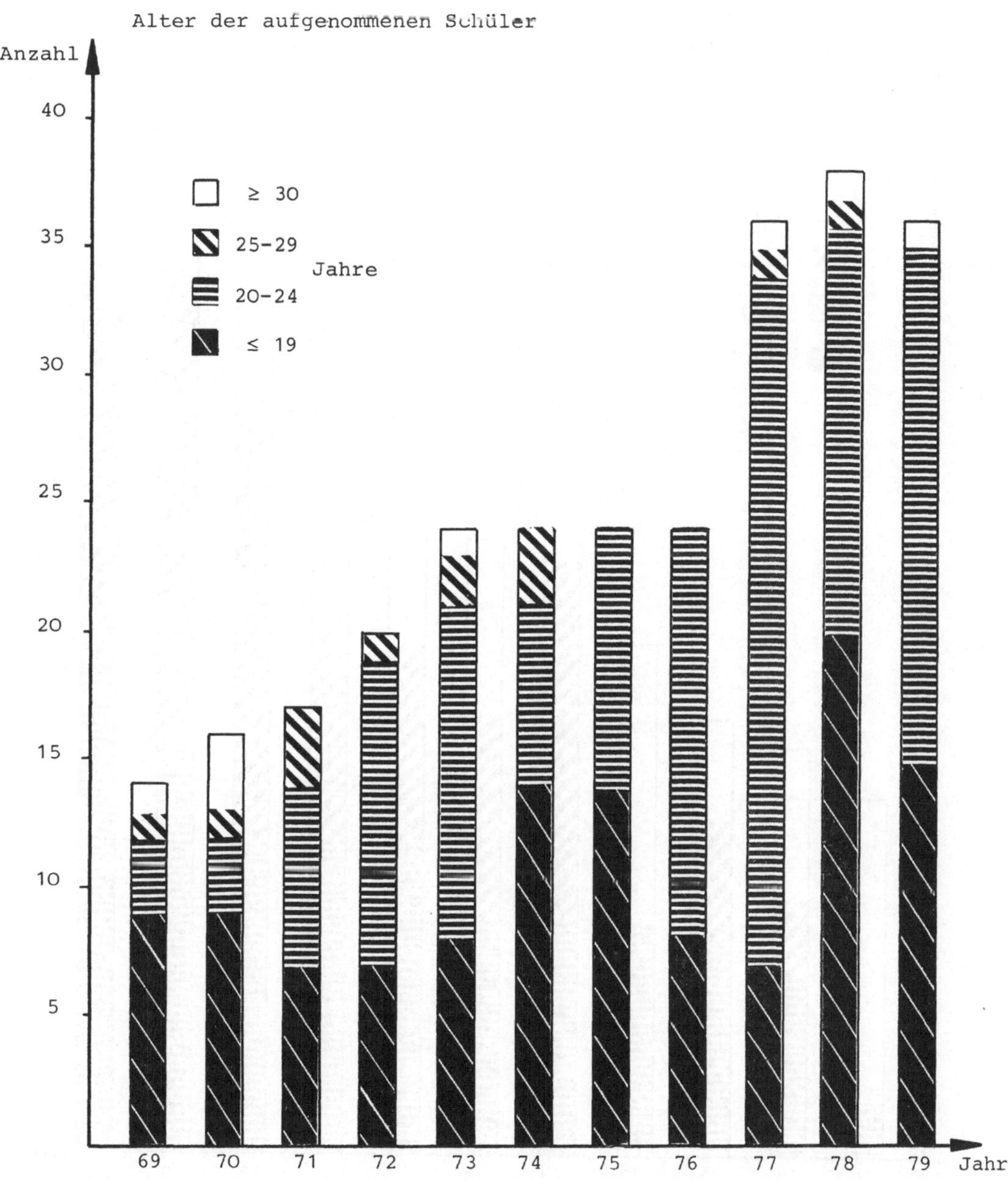

Abb. 4

Anzahl
Regionale Herkunft der aufgenommenen Schüler
40
35
30
25
20
15
10
5
Ulmer Raum
sonst. Baden-Württemberg
sonst. BRD
Ausland
69 70 71 72 73 74 75 76 77 78 79
Jahr

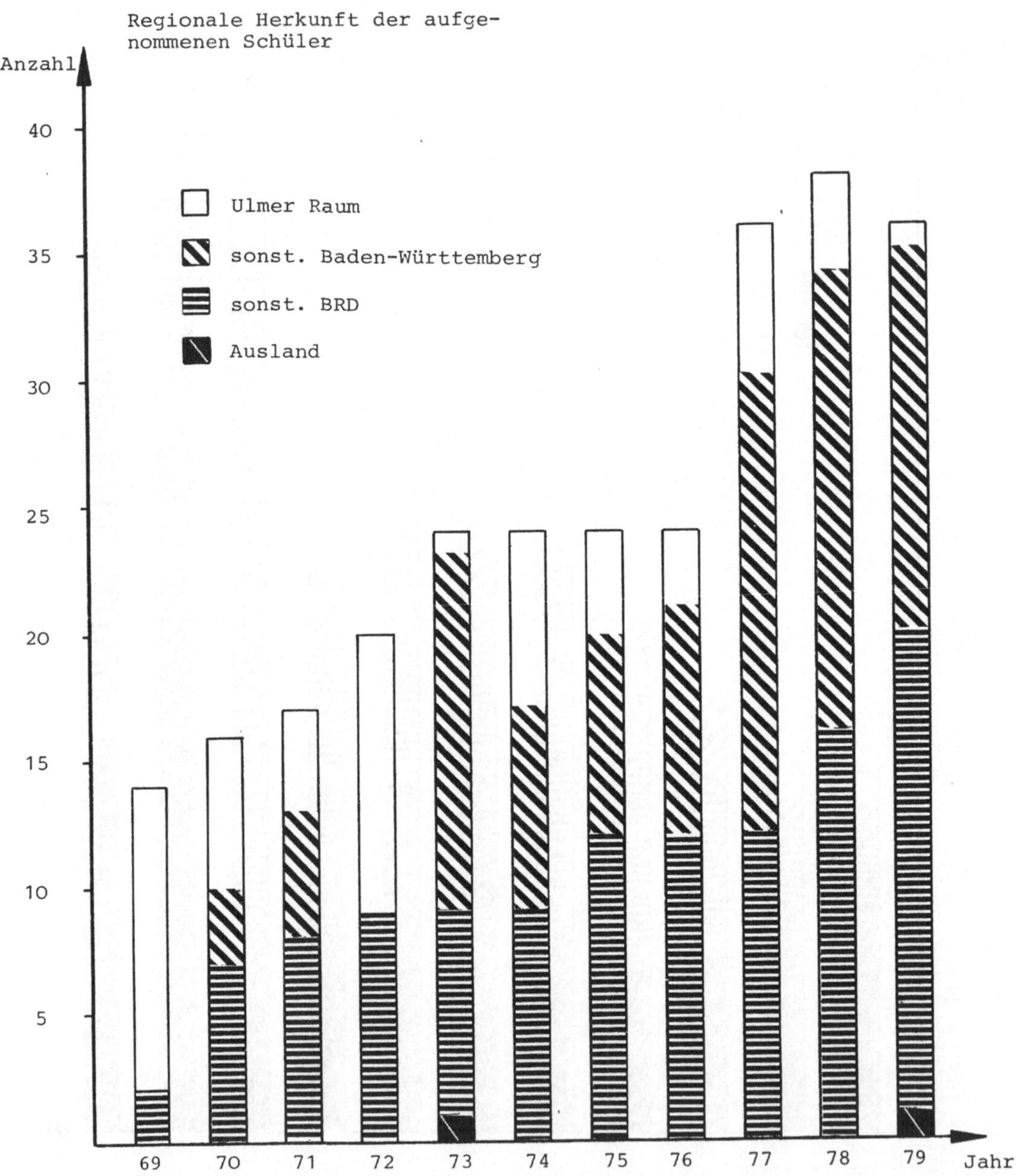

Abb. 5

Der Verlauf der Ausbildung wurde in diesem Jahr neu organisiert und sieht zukünftig aus wie in Abb. 6 dargestellt. Die insgesamt dreijährige Ausbildung gliedert sich in drei Ausbildungsabschnitte. Der erste Ausbildungsabschnitt dauert 12 Monate und umfaßt lediglich schulische Ausbildung. Er schließt mit der Vorprüfung ab. Der zweite Ausbildungsabschnitt dauert 1 1/2 Jahre und umfaßt 3 Monate schulische Ausbildung, 3 Praktika je einen Monat, dann erneut 6 Monate schulische Ausbildung, ein weiteres dreimonatiges vertiefendes Praktikum und schließlich noch einmal 3 Monate schulische Ausbildung. Der zweite Ausbildungsabschnitt schließt ab mit der Hauptprüfung. Der dritte Ausbildungsabschnitt ist ein sechsmonatiges Berufspraktikum. Über die Tätigkeiten im Berufspraktikum ist ein schriftlicher Bericht anzufertigen, der in einem Kolloquium mündlich vorgetragen und verteidigt werden muß. In den allermeisten Fällen bleiben die Berufspraktikanten auch über das Kolloquium hinaus beim gleichen Arbeitgeber.

Die Abb. 7 stellt dar, wie groß der Verlust an Schülern während der einzelnen Ausbildungsabschnitte ist. Danach erreichen etwa 4/5 der aufgenommenen Schüler den vollen Abschluß. Mit der erfolgreichen Beendigung des Berufskolloquiums sind dann aus Schülern Fachkollegen geworden.

3. <u>Lehrplan</u>

Der in der schulischen Ausbildung zu vermittelnde Stoff gliedert sich in die fünf Hauptfachgruppen MEDIZIN, DOKUMENTATION, MATHEMATIK und STATISTIK, DATENVERARBEITUNG und ORGANISATION.

In allen Hauptfachgruppen zusammen werden 26 verschiedene Fächer gelehrt. Die Einzelfächer der Hauptfachgruppen mit den jeweiligen Stundenzahlen sind in der Abb. 8 angegeben. Insgesamt umfaßt die schulische Ausbildung etwa 2000 Stunden Unterricht, das sind im Mittel 25 Stunden je Woche. Der Schwerpunkt im ersten Ausbildungsabschnitt liegt im Unterricht, der durch einige Übungen aufgelockert wird. Im zweiten Ausbildungsabschnitt werden auch innerhalb der schulischen Ausbildung die Übungen zahlreicher und gewinnen an Bedeutung und an Selbständigkeit. Über alle vier Praktika des zweiten Ausbildungsabschnittes ist ein Praktikumsbericht anzufertigen, der in der Schule gemeinsam diskutiert wird. Sowohl den Übungen als auch den Praktika wird in der gesamten Ausbildung eine große Bedeutung zugemessen. Wichtig erscheint uns auch die intensive Verflechtung von schulischem Unterricht, von mehr und mehr selbständigen Übungen und den Praktika.

4. <u>Berufstätigkeit</u>

Die Berufstätigkeit der Medizinischen Dokumentationsassistenten will ich zunächst beschreiben durch Angabe der Arbeitsplatzbereiche, also <u>was</u> im einzelnen gearbeitet wird und dann durch die Beschreibung der Tätigkeitsstellen, also <u>wo</u> gearbeitet wird. Schwerpunkte der Arbeitsbereiche sind die klinische Dokumentation, die Literaturdokumentation, die Statistik und die medizinische Datenverarbeitung.

Abb.6 :

A u s b i l d u n g s g a n g

1. Ausbildungs-abschnitt

———————————————— Auswahl

12 Monate schulische Ausbildung

———————————————— Vorprüfung

2. Ausbildungs-abschnitt

3 Monate schulische Ausbildung

1 Monat   Praktikum

1 Monat   Praktikum

1 Monat   Praktikum

6 Monate schulische Ausbildung

3 Monate Praktikum

3 Monate schulische Ausbildung

———————————————— Hauptprüfung

3. Ausbildungs-abschnitt

6 Monate Berufspraktikum

———————————————— Kolloquium

Schülerzahlen pro Kurs im Verlauf
der Ausbildung
Anzahl
40
35
30
25
20
15
10
5
Aufnahme
Vorprüfung
Hauptprüfung
Diplom
Jahr
1969 – 72
1970 – 73
1971 – 74
1972 – 75
1973 – 76
1974 – 77
1975 – 78
1976 – 79
1977 – 80
1978 – 81
1979 – 82

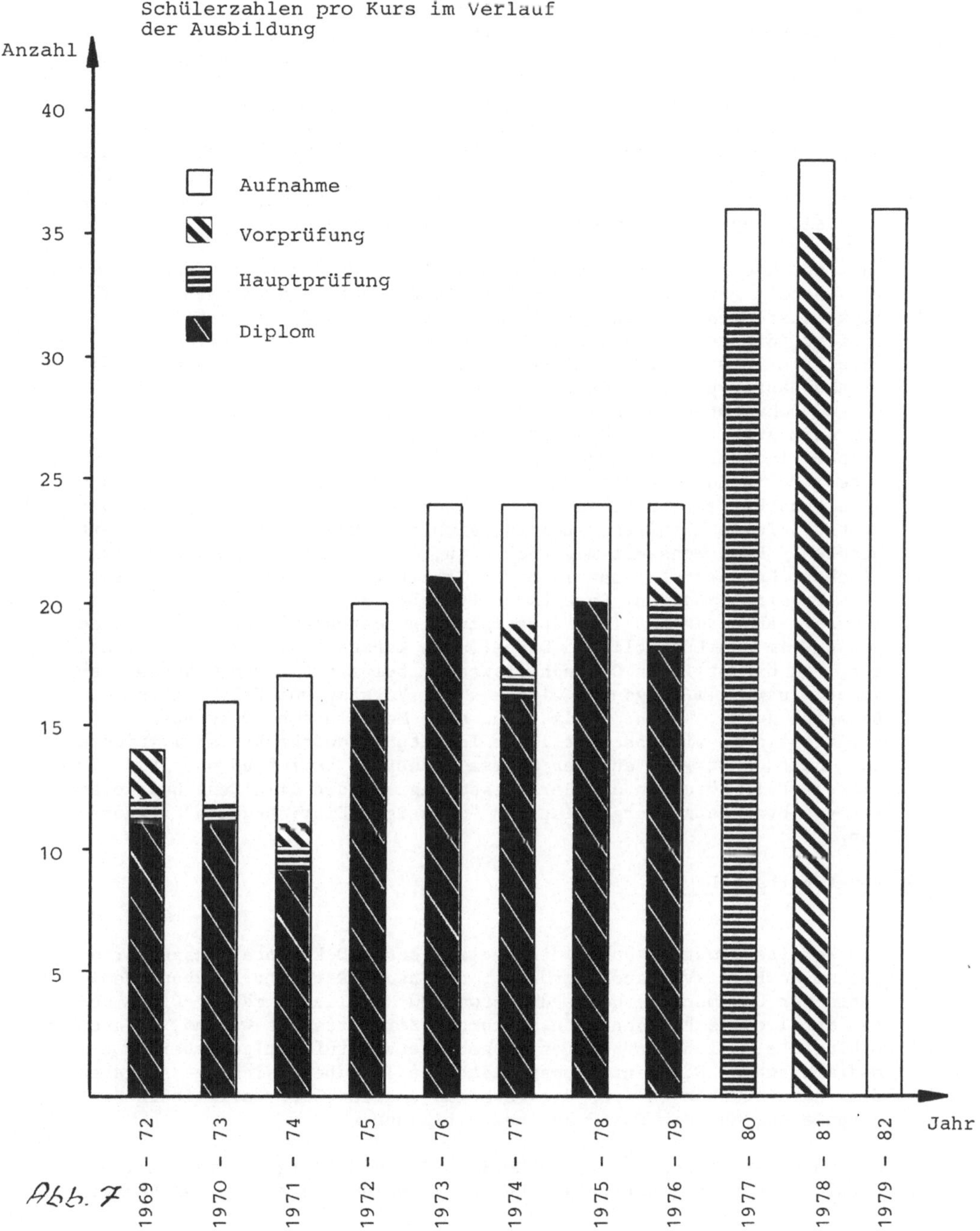

Abb. 7

Aus dem Arbeitsbereich klinische Dokumentation wird uns anschließend Frl. Hönicke über die Krankenaktenverwaltung und die inhaltliche Erschließung von Krankenakten berichten und Frl. Hörnlein wird über Spezialdokumentationen bei Tumorpatienten vortragen. Das Referat von Fr. Schmitz befaßt sich dann ausführlich mit dem Arbeitsbereich der Literaturdokumentation; die Arbeitsbereiche Statistik, Versuchsplanung und biometrische Auswertung wird uns Herr Wörz beschreiben und zum Arbeitsgebiet medizinische Datenverarbeitung wird Frau Maischberger über den Einsatz eines Prozessrechners und Herr Hesseling über ein Krankenhaus-Informationssystem vortragen.

Angaben, wie häufig welche Arbeitsbereiche von den Absolventen unserer Schule gewählt werden, können Sie der Abb. 9 entnehmen. Die Tätigkeitsstellen sind in Abb. 10 dargestellt. Es ist ersichtlich, daß derzeit die meisten unserer Absolventen in wissenschaftliche Institute, in die pharmazeutische Industrie und natürlich auch in die Krankenhäuser gehen. Wissenschaftliche Institute sind beim Medizinischen Dokumentationsassistenten wegen der interessanten Tätigkeit und der Arbeitsatmosphäre durchaus begehrt, während die pharmazeutische Industrie mit höheren Gehältern als der öffentliche Dienst lockt. Da in Zukunft mehr Medizinische Dokumentationsassistenten dem Arbeitsmarkt zur Verfügung stehen werden, wird der Teil der Absolventen, die in Kliniken arbeiten, sich sicherlich noch bemerkenswert erhöhen. Bemerkenswert mag auch sein, daß das Einsatzgebiet Medizinischer Dokumentationsassistenten breiter gestreut ist als selbst wir erwartet hatten. Bereits heute arbeitet ein nennenswerter Teil unserer Absolventen in "sonstigen Einrichtungen", etwa beim Roten Kreuz, im werksärztlichen Dienst, bei kassenärztlichen Vereinigungen, im öffentlichen Gesundheitswesen, bei staatlichen Gesundheitsämtern usw. Im folgenden wird uns der Vortrag von Frl. Lücking ein Beispiel geben, welche Tätigkeiten eine Medizinische Dokumentationsassistentin in wissenschaftlichen Instituten durchführt, Frl. Liedke und Herr Wörz wird aus der Pharma-Industrie berichten und Frl. Hönicke, Frl. Hörnlein und Herr Hesseling aus den Kliniken. Das Referat von Frau Maischberger ist den "sonstigen Einrichtungen" zuzuordnen.

5. <u>Berufsverband DVMD</u>

Wie bereits erwähnt, haben die Medizinischen Dokumentationsassistenten einen Berufsverband gegründet, der heute Deutscher Verband Medizinischer Dokumentare heißt und etwa 400 Mitglieder zählt. Diese hohe Mitgliederzahl konnte in so kurzer Zeit erreicht werden, da auch zahlreiche, nicht an Schulen ausgebildete Berufstätige Arbeiten des Medizinischen Dokumentationsassistenten ausüben. Wichtige Aufgaben des Berufsverbandes sind die formelle Regelung der tariflichen Eingruppierung und die Fort- und Weiterbildung.

Erwähnen möchte ich die vom DVMD 1978 in Heidelberg außerordentlich erfolgreich veranstaltete 4th European Conference on Medical Records

6. <u>Arbeitsmarkt</u>

Trotz des 10-jährigen Bestehens unserer Schule ist der Beruf des Medizinischen Dokumentationsassistenten bei weitem noch nicht allen Medizinalpersonen bekannt oder ausreichend bekannt. Trotzdem übersteigt die Zahl der offenen Stellen die Ausbildungskapazität erheblich. Auch in den Zeiten der strengen Rezession gingen bei den Schulen spontan mehr als doppelt so viele Stellenangebote jährlich ein, als die Schulen Absolventen hatten. Der hohe Bedarf an Medizinischen Dokumentationsassistenten ist nicht zuletzt in der Breite der Ausbildung und den daraus folgenden vielfältigen Einsatzmöglichkeiten zuzuschreiben.

In der Ausbildung haben wir bewußt der Datenverarbeitung einen wichtigen Platz eingeräumt, aber andererseits das Berufsbild nicht ausschließlich von der Datenverarbeitung bestimmen lassen. Die EDV ist bereits heute, und in noch stärkerem Maße in der Zukunft, ein hervorragend wichtiges Handwerkszeug, aber sie wird in zunehmendem Maße nicht nur von EDV-Fachleuten, sondern auch von anderen Berufsgruppen mit allgemeinen EDV-Kenntnissen eingesetzt werden.

Welches Stellenpotiential für Medizinische Dokumentationsassistenten noch aktiviert werden kann, mögen Sie aus dem Hinweis ersehen, daß etwa 10 % aller in der Bundesrepublik an Schulen ausgebildeten Medizinischen Dokumentationsassistenten in Ulm beschäftigt sind. Trotz allem Lokalpatriotismus glauben wir jedoch, daß in Ulm bei weitem nicht 10 % des Medizinalbereichs der Bundesrepublik lokalisiert ist. Vielmehr dürfte der Grund für die große Anzahl an Medizinischen Dokumentationsassistenten in Ulm daran liegen, daß die hiesigen Einrichtungen "an der Quelle" sitzen. Die Chancen für Medizinische Dokumentationsassistenten auf dem Arbeitsmarkt sind also hervorragend und werden wohl noch lange Jahre durch eine zu kleine Ausbildungskapazität geprägt sein.

Abb. 8: <u>Unterrichtsplan</u>

1. Hauptfachgruppe MEDIZIN

<u>Anatomie</u> (80 Stunden):
Medizinisch-biologisches Grundlagenwissen zum Verständnis ärztlichen
Handelns. Einführung in Histologie und Zytologie (Zellstruktur, Ge-
webearten) sowie in Embryologie. Besprechen der Organsysteme, makro-
skopisch und mikroskopisch.

<u>Physiologie</u> (60 Stunden):
Grundlagen der Zellphysiologie und der Stoffwechselvorgänge, erreg-
bare Strukturen und ihre wechselseitigen Beziehungen (Nerv, Muskel,
Synapse). Steuer- und Regelvorgänge, Anpassung an veränderte Umwelt-
bedingungen. Vegetative Physiologie bei Herz und Kreislauf, Blut,
Atmung, Verdauung, Urogenitalsystem, Hormonhaushalt. Querverbindun-
gen zur Pathophysiologie, Innerer Medizin, Pharmakologie, Biochemie.
Wichtige Meßverfahren zum Teil mit Demonstrationen und praktischen
Übungen.

<u>Pathologie</u> (60 Stunden):
Krankheitslehre allgemein (Ätiologie und Pathogenese, Symptomatolo-
gie und Syndrome). Besprechung wichtiger Krankheitsbilder und deren
Ursachen.

<u>Medizinische Terminologie</u> (30 Stunden):
Einführung in die medizinische Fachsprache und Begriffsbildung. Behandlung der Fachausdrücke nach sprachlichen Gegebenheiten.

<u>Klinische Chemie und Laboratoriumsdiagnostik</u> (50 Stunden):
Allgemeine klinische Chemie: Definition und Aufgaben, Teilschritte
der Befunderstellung, Untersuchungsmaterial, Proben, Transport und
Lagerung; Meßgröße und Einheit; wichtige Analysenverfahren; Fehler-
möglichkeit, Qualitätskontrolle; Referenzbereiche ("Normalwerte");
Plausibilitätskontrolle; Dokumentation von Laborbefunden; Automation
und Dokumentation im Labor.

Stoffwechsel: Proteine, Enzyme, Kohlehydrate, Lipo-Proteine, Elek-
trolyte und Wasser, Säure-Basen-Status, Nukleinsäure-Stoffwechsel.

Organe: Leber, Niere, Magen-Darm-Trakt, Blut, Liquor, Endokrine
Organe.

<u>Pharmakologie</u> (30 Stunden):
Allgemeine Einführung in die Resorption, Verteilung, Metabolismus
und Ausscheidung von Arzneimitteln. Spezielle Pharmakologie unter
Berücksichtigung der wichtigsten Arzneimittelgruppen und ihrer be-
deutendsten Vertreter. Gebrauch von Arzneimittellisten und ähnlichen
Nachschlagewerken. Stufen und Ablauf der Arzneimittelprüfung.

2. Hauptfachgruppe DOKUMENTATION

<u>Dokumentations- und Ordnungslehre</u> (120 Stunden):
Überblick über die dokumentarischen Vorgänge; Indexieren von Doku-
mentationseinheiten, Maßnahmen zur terminologischen Kontrolle; Ordnungssysteme und Ordnungsprinzipien (Klassifikation, Register, Fa-
cettenklassifikation, Begriffskombination, Einfachbegriffe, Frei-
textsuche); Deskriptorenspeicher, Handlochkarten; Erstellen und Re-
vidieren von Ordnungssystemen; formale Suchfragen und Suchstrate-
gien; Gütekriterien; Datendokumentation; Organisation einer Dokumentationsstelle; Benutzerbedürfnisse.

<u>Übungen</u> (40 Stunden)

<u>Medizinische Dokumentation</u> (80 Stunden):
Aufgaben der Medizinischen Dokumentation. Die Krankenakte als Doku-
mentationseinheit, ihr Inhalt und Aufbau. Ordnung, Speicherung und
Wiederfinden von Krankenakten. Inhaltliche Erschließung von Krankenakten, Diagnosenverschlüsselung. Statistische Auswertungen von Ba-
sisdokumentationen, Spezialdokumentationen und bei Forschungsvorha-
ben.
Einsatz der EDV im Krankenhaus: Biosignalverarbeitung, Klartextver-
arbeitung, Überwachung auf Intensivstationen, Laborautomation, Medi-
kamentenverbrauch, Krankenhaus-Informationssysteme.
Medizinische Dokumentation außerhalb des Krankenhauses z.B. in Tu-
morzentren, Gesundheitsämtern, Vorsorge- und Nachsorgeeinrichtungen,
bei niedergelassenen Ärzten, im werksärztlichen Dienst.

<u>Übungen</u> (40 Stunden)

<u>Reprographie</u> (20 Stunden):
Fotographische Grundlagen. Anforderungen an reprofähige Vorlagen.
Arbeitsweise reprographischer Verfahren, Herstellung von Kopien und
Druckauflagen. Mikrofilmsysteme. Planung und Integrierung von repro-
graphischen Arbeitsgängen in bibliothekarische und dokumentarische
Arbeitsabläufe, Demonstration von Geräten und Materialien.

<u>Bibliothekswesen</u> (50 Stunden):
Aufgaben der wissenschaftlichen Bibliotheken, Beschaffung von Lite-
ratur, Titelaufnahme, Katalogisierung, Alphabetischer Katalog,
Schlagwortkatalog, bibliographische Handapparate, Aufstellung in
Freihandbibliothek und Magazin, Ausleihe, Fernleihe, Bibliotheksver-
waltung und Organisation.

<u>Medizinische Literatur-Dokumentations-Systeme</u> (50 Stunden):
Allgemeine Probleme der Literaturflut und der Literaturdokumenta-
tion. Ausführliche Behandlung von Index Medicus, Science Citation
Index, Titelrotation und KWIC-Index, Chemical Abstracts, Biological
Abstracts, RINGDOC, EXCERPTA MEDICA, CANCERNET, PASCAL. Literaturre-
cherchen in EDV-gespeicherten Datenbasen.

3. Hauptfachgruppe MATHEMATIK und STATISTIK

<u>Mathematik</u> (80 Stunden):
Mengenlehre, Aufbau des Zahlensystems, Reihen und Grenzwerte, nume-
rische Verfahren, Differential- und Integralrechnung, Funktionen,
Matrizen.

<u>Übungen</u> (40 Stunden)

<u>Graphik</u> (50 Stunden):
Tabellarische und graphische Darstellungstechniken, einfache räumli-
che Darstellungen, Vergrößern und Verkleinern, Erproben der Zeichen-
geräte, Schriftenschreiben, Herstellen reprofähiger Vorlagen,
Übungsarbeiten aus dem Gebiet der Medizinischen Statistik in Blei-
stift, Tusche und Farbe.

<u>Beschreibende medizinische Statistik</u> (60 Stunden):
Abgrenzung der Statistik, Grundbegriffe, Skalen, Häufigkeitsvertei-
lungen, Mittelwerte und Streumaße, Perzentile, Indexzahlen, Korrela-
tion und Regression.

<u>Übungen</u> (40 Stunden)

<u>Wahrscheinlichkeitsrechnung</u> (40 Stunden):
Elementare Kombinatorik; Ereignisse, Rechenregeln für Wahrschein-
lichkeiten, Zufallsvariable, Erwartungswerte, Verteilungen, Zentra-
ler Grenzwertsatz, Stichprobe-Grundgesamtheit.

<u>Biostatistische Verfahren</u> (100 Stunden):
Schätzen und Testen. Eigenschaften von Schätzern, Konfidenzbereiche.
Prinzip eines statistischen Tests. Auswertung von Alternativmerkma-
len, Sterbetafeln. Häufigkeitstests und Kontingenztafeln. Vertei-
lungsfreie Tests. Mittelwertsvergleiche, Varianzanalyse, orthogonale
und multiple Vergleiche. Versuchsplanung, kontrollierte Studien.

4. Hauptfachgruppe DATENVERARBEITUNG

<u>Datenerfassung</u> (80 Stunden):
Primärdatenträger (Formularwesen, Markierungs-, Klarschriftbelege),
Klartexterfassung, Sekundardatenträger (Maschinenlochkarten, Loch-
streifen, elektromagnetische Datenträger). Datenerfassungsarten,
Fehler- und Prüfmöglichkeiten, Datenweitergabe, Kommunikation und
Information, direkte Datenerfassung.

<u>Übungen</u> (120 Stunden)

Informationsverarbeitung (80 Stunden):
Einführung in die Problemlösungsverfahren, Elemente einer Programmiersprache, z.B. Variable, Konstante, Vereinbarung, Anweisung, Ab-
frage, Sprung, Schleife.
Programmierung in BASIC. Informationsdarstellung. Aufbau und Arbeitsweise von elektronischen Datenverarbeitungsanlagen. Betriebsar-
ten bei EDV-Systemen. Bedienung von Kleinrechenanlagen.

Übungen (120 Stunden)

Elektronische Datenverarbeitung (160 Stunden):
Problemorientierte Sprachen und Kompilation. Komponenten eines Be-
triebssystems bei Stapelbetrieb, Multiprogramming, Time-sharing und
Echtzeitverarbeitung. Programmierung in der problemorientierten
Sprache FORTRAN, Gebrauch der dazu erforderlichen Systemprogramme.
Bedienung von Rechenanlagen. Datenstrukturen und Listenverarbeitung;
Sortier- und Suchverfahren; Datenbank-Modelle; Aufbau und Struktu-
rierung von Programmen und Programm-Modulen; Programmdokumentation.

Übungen (200 Stunden)

Arbeitsgruppe EDV (120 Stunden) freiwillig):
Einarbeitung in eine weitere Programmiersprache z.B. ASSEMBLER,
COBOL, MUMPS. Erstellen größerer Programme in modularer Form; Pro-
grammverbindungen und Programmpakete.

Übungen (80 Stunden)

5. Hauptfachgruppe ORGANISATION

Krankenhaus-Organisation (60 Stunden):
Geschichtliche Entwicklung des Krankenhauses; Struktur des deutschen
Krankenhauswesens; Aufgaben der klinischen Dokumentation in der Ge-
samtschau des Krankenhauses. Organisation des Krankenhauswesens im
Ausland, WHO. Organisationsmethoden und -techniken (Aufbau, Ablauf,
Analyse, Synthese, Präsentation).

Krankenhaus-Betriebswirtschaft (20 Stunden):
Betriebswirtschaftliche, kaufmännische und verwaltungsbedingte Aufgaben im Krankenhaus, Abrechnung der Krankenhausleistungen, Grundzüge der Krankenhaus-Buchhaltung, Haushaltsplan des Krankenhauses.

Gesetzeskunde (40 Stunden):
Arzt-Patienten-Vertrag. Ärztliche Schweigepflicht. Rechtliche Aufgaben der Dokumentation, Datenschutz, Urheberschutz. Grundzüge des Ar-
beitsrechts. Der Bundesangestelltentarif. Überblick über die öffentliche Haushaltsführung.

Maschinenschreiben (50 Stunden):
Die Schüler nehmen, soweit sie nicht ausreichende Fertigkeiten im
Maschinenschreiben nachweisen können, an einem Schreibmaschinenkurs
teil.

<u>Fach-Englisch</u> (80 Stunden):
Englisch mit dem Zweck, englische und amerikanische Fachliteratur
aus dem Gebiet der Medizin, Dokumentation, Biostatistik und Datenverarbeitung zu verstehen. Briefwechsel, Konversation.

6. ARBEITSGRUPPEN und PRAKTIKA

<u>Arbeitsgruppen</u> (freiwillig):
Arbeitsgruppen mit Aufgaben nach freier Wahl der Schüler, z.B. Schü-
lerzeitung, Schulausflug, Themen aus der Allgemeinbildung und dem
Fachgebiet des Medizinischen Dokumentars.

<u>Praktika</u>:
Drei Praktika zu je einem Monat und ein Praktikum zu drei Monaten

Beispiele für Praktikumsstellen:

- Krankenhausaufnahme

- Krankenakten-Archive

- Institute für Medizinische Statistik, Dokumentation und Datenverarbeitung

- Klinische Abteilungen mit besonderen Aufgaben in EDV, Dokumentation oder Statistik, z.B. Nuklearmedizin, Herzuntersuchungen, Lun-
  genfunktionsprüfungen, Nachsorge von Tumorpatienten, hämatologi-
  sche, gynäkologische und andere Spezialdokumentationen, sportärzt-
  liche Dienste usw.

- Bibliotheken

- Medizinische Rechenzentren

- Klinische Laboratorien

- Blutbanken

- Ausgewählte Forschungsgruppen an Universitäten und anderen Einrichtungen

- Werksärztliche und arbeitsmedizinische Dienste

- Pharmazeutische Industrie

- Computer-Industrie

<u>Exkursionen</u> (40 Stunden)

Arbeitsbereiche der Absolventen (Stand Juli 1978)
Anzahl
40
30
20
10
ABB. 9
DATEN-DOKUMENTA-TION(AUSSER-KLINISCHE BEREICHE)
KLINISCHE DOKUMENTA-TION
LITERATUR-DOKUMENTA-TION
STATISTIK
EDV

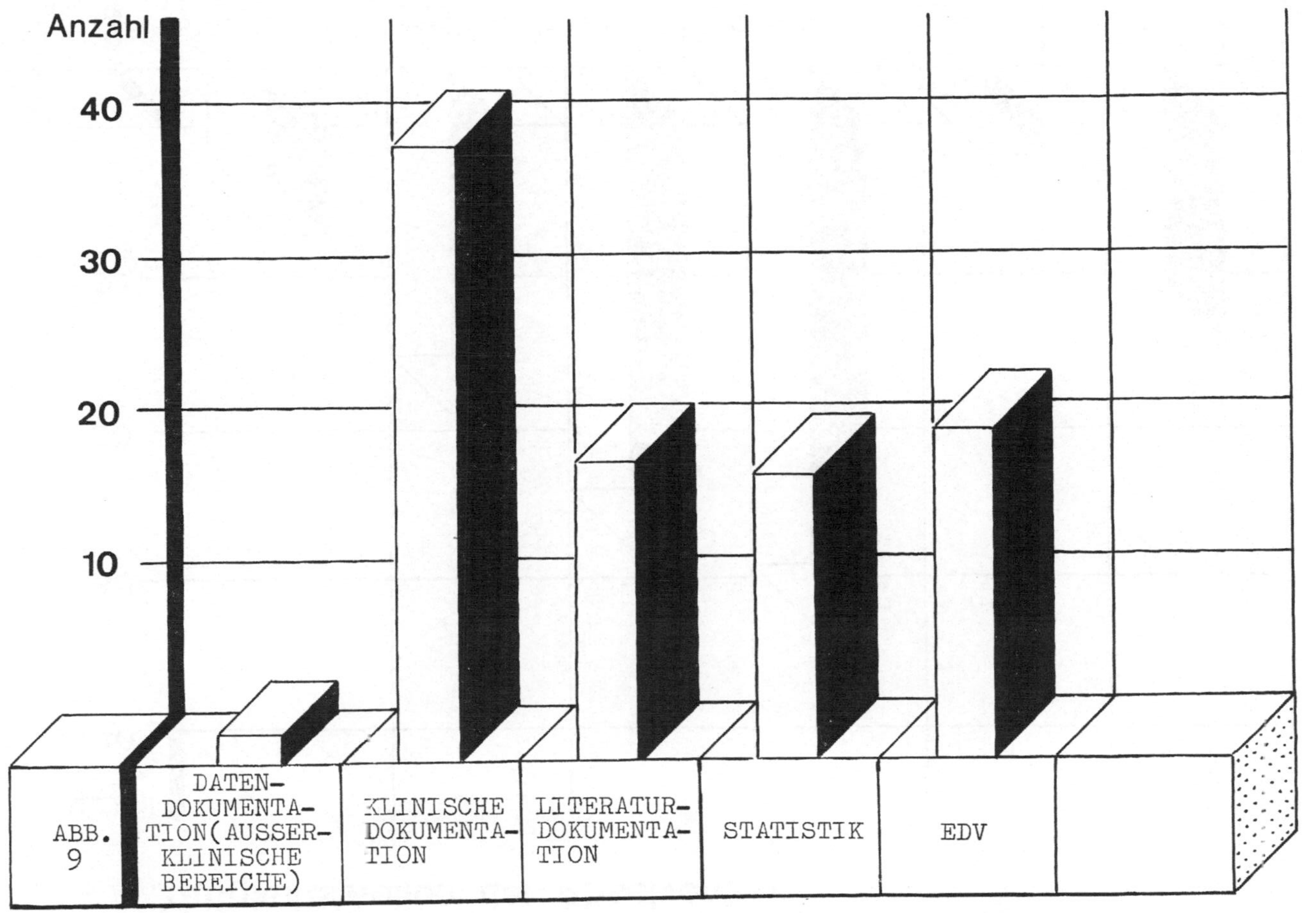

Tätigkeitsstellen der Absolventen

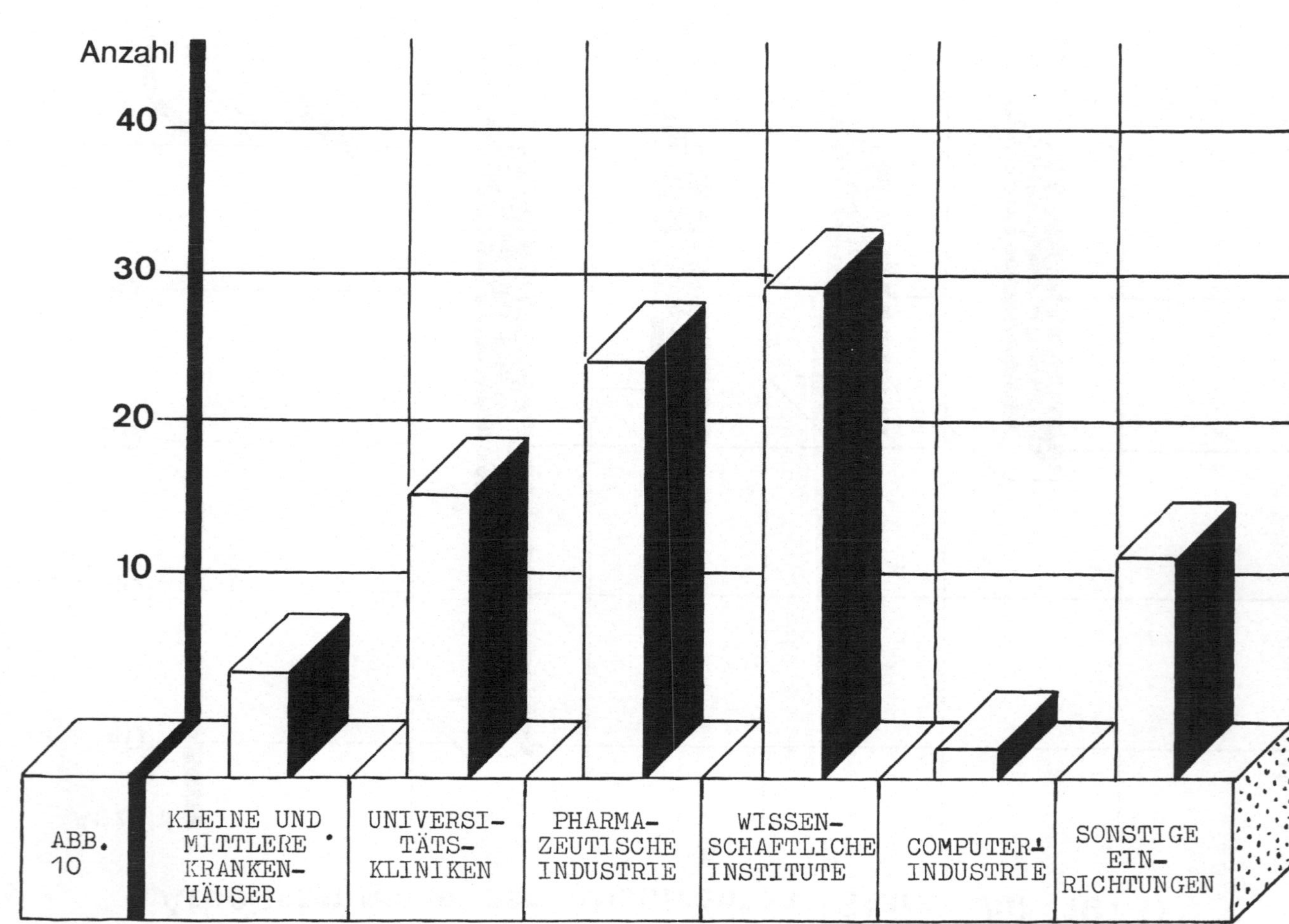

<u>Aufgaben und Tätigkeiten</u>
<u>des Medizinischen Dokumentationsassistenten</u>


```
*******************************
*                             *
*    Literaturdokumentation   *
*                             *
*******************************
```

von

Maria Schmitz, MDA
Fa. Janssen GmbH
Leopoldstr. 16, D-4000 Düsseldorf

Seit meinem Examen im Sommer 1977 an der Schule für Medizinische Dokumentationsassistenten in Ulm bin ich bei einer Pharmafirma in Düsseldorf beschäftigt, die Tochtergesellschaft eines pharmazeutischen Unternehmens in Belgien ist. Aufgabe der deutschen Firma sind Organisation
ärztlicher Fortbildungsveranstaltungen, klinische Entwicklung, Zulassung und Vertrieb von Präparaten aus der eigenen Forschung unserer Muttergesellschaft.

Forschungsschwerpunkte liegen auf den Gebieten:

- Neuropharmakologie
- Anaesthesie
- Mykologie
- kardiovaskuläre Erkrankungen
- Parasitologie
- Immunologie

Für die Bearbeitung der Literatur zu diesen umfassenden Gebieten ist
eine medizinisch-wissenschaftliche Abteilung zuständig; dieser gehört
die Abteilung Medizinische Dokumentation an, in der mein Arbeitsfeld
mit folgenden Aufgaben liegt:

1. Literaturdokumentation
   - Prüfen der Literatur auf Dokumentationswürdigkeit
   - Indexen (Sichtlochkartei)
   - Storage
   - Retrieval

2. Erstellung des Literaturservice
   - Literatur der Medizinischen Dokumentation Düsseldorf
   - Literatur der Medizinischen Dokumentation Belgien

3. Anfragenbeantwortung
   - Außendienst
   - Ärzte und Apotheker
   - Medizinisch-wissenschaftliche Abteilung
   - Produktmanagement
   - Klinische Forschung

4. Erarbeitung von Literaturzusammenstellungen

5. Korrespondenz mit Verlagen und mit der Dokumentationsstelle der Muttergesellschaft

6. Literaturbesorgung über Bibliotheken oder über das Deutsche Institut für Medizinische Dokumentation und Information.

Zur Verfügung stehende Hilfsmittel sind eine Sichtlochkartei, Literaturzusammenstellungen, Ärzteprospekte, Fachbücher, Current Contents und Computerausdrucke mit fremdsprachiger Literatur unserer Muttergesellschaft, die nach Präparaten und innerhalb der Präparate nach Autoren geordnet sind.

Zur Klärung, welche Literatur in unsere Dokumentation aufgenommen werden soll, prüfe ich die vorliegenden Arbeiten zunächst auf ihre Dokumentationswürdigkeit. Die Literatur nehme ich nach folgenden Gesichtspunkten auf:

- klinische, pharmakologische, pharmakokinetische, toxikologische, teratologische Studien über unsere Präparate

- klinische und pharmakologische Arbeiten über wichtige Konkurrenzpräparate

- relevante Literatur für die Aktualisierung des Schulungsmaterials (Grundlagen und Präparatewissen) und für die Fortbildung der Außendienstmitarbeiter

- Literatur, welche der Abteilung Sales-Training Gesprächsfäden und Argumentationshilfen liefert.

Relevante Artikel, die von mir eine Signatur erhalten, unter der sie im Archiv abgelegt werden, erfasse ich auf einem Indexbogen für die Sichtlochkartei. Die Deskriptoren vergebe ich gemäß einem Thesaurus (verbindliche Deskriptorenliste), den meine Vorgängerin angelegt hat und den ich weiterführe und ergänze. Für den Literaturservice schreibe ich Zusammenfassungen der interessantesten und wichtigsten Artikel. Wenn ich etwa zehn bis fünfzehn Resümees geschrieben habe, werden sie zusammen mit der Signatur und den bibliographischen Angaben getippt. Anschließend erhalte ich die Zusammenfassung zum Korrekturlesen und zum inhaltlichen Ordnen. Als Anhang an die Kurzfassungen lege ich Kopien interessanter Artikel (z.B. über Pharmapolitik), die sich nicht lohnten, in unsere Dokumentation aufzunehmen. Das letzte Blatt ist ein Kopieanforderungszettel, so daß die Mitarbeiter für sie interessante Artikel sofort anfordern können. Anschließend gebe ich den Literaturservice zum Kopieren. Die Kopien werden an die Geschäftsleitung, die Medizinisch-wissenschaftliche Abteilung, die Marketingabteilung, die Abteilung Klinische Forschung, die Außendienstabteilung und die Schulungsabteilung weitergeleitet. Auf der Basis dieser aktuellsten Literatur erstellen die Produktmanager eine Literaturanalyse, welche außendienstrelevante Literatur bezüglich ihrer Aussagekraft, Bedeutung und statistischen Sicherung interpretiert und kommentiert. Neben der aktiven Dokumentation, die in der Gestalt des Literaturservice realisiert wird, ist die passive Dokumentation meine Hauptaufgabe. Benutzerkreis der passiven Dokumentation sind Ärzte und Apotheker sowie die eben genannten Abteilungen.

Für die Beantwortung der externen Literaturanfragen, bei der ich vorwiegend englischsprachige Literatur bearbeiten muß, suche ich unter Benutzung der aufgeführten Hilfsmittel relevante Arbeiten zu dem angegebenen Thema heraus, lese sie durch und entscheide, von welchen Artikeln Kopien weggeschickt werden sollen. Liegen uns keine Arbeiten vor, so erkundige ich mich bei unserer Mutterfirma, ob dort Literatur zu dem gesuchten Thema aufgenommen wurde oder ich formuliere eine Computerabfrage zu dem gewünschten Thema. Um eine mehr problemorientierte Formulierung der Literaturanfragen über den Außendienst zu gewährleisten und damit eine exaktere Beantwortung zu ermöglichen, habe ich ein Formular entwickelt, das demnächst in Probeumlauf gehen wird. Die Beantwortung der internen Anfragen stellt sich folgendermaßen dar:

Für die Mitarbeiter der Medizinisch-wissenschaftlichen Abteilung ist es meine Aufgabe, Literatur zur Beantwortung der Ärztefragen und Arbeiten zur Zulassung beim Bundesgesundheitsamt herauszufinden.

Literatur zu bestimmten Indikationen oder Literatur zur Sicherung von Behauptungen für die Erstellung von Ärzteprospekten oder Foldern stelle ich für die Marketingabteilung zusammen. Ferner erstelle ich für die Abteilung Klinische Forschung Literaturdossiers verschiedener Prüfpräparate oder suche Literatur zu speziellen Fragen der prüfenden Ärzte heraus.

Zu jeder Anfrage erstelle ich eine Literaturzusammenstellung, so daß mir diese Literatur bei erneuter Anfrage sofort zur Verfügung steht. Die Zusammenstellungen sind nach Präparaten und innerhalb der Präparate sachlogisch geordnet und werden von mir ständig mit neuen Literaturangaben ergänzt. Neue Literatur erhalte ich monatlich von der Dokumentationsabteilung der Mutterfirma, außerdem fahre ich etwa vierteljährlich nach Belgien, um die Arbeiten zu holen, die dort inzwischen aufgenommen, aber noch nicht zugesandt worden sind. Von den Mitarbeitern erhalte ich ebenfalls ständig Literatur, z.B. Manuskripte, die zur Veröffentlichung vorgesehen sind, mitgebrachte Literatur aus Belgien, die noch keine Signatur hat oder sonstige Arbeiten, von denen sie glauben, daß sie wichtig für die Dokumentation sind oder archiviert werden sollten.

Meine Aufgabe ist es, die Literatur an die entsprechenden Mitarbeiter weiterzuleiten, sie zu archivieren oder zu vernichten. Ferner bin ich dafür zuständig, Briefe an Verlage, die uns Fahnenabzüge zuschicken, schreiben zu lassen und dafür zu sorgen, daß die Fahnenabzüge zurückgesandt werden. Außerdem korrespondiere ich mit der Dokumentationsstelle unserer Muttergesellschaft, beantworte Literaturanforderungen oder bestelle Literatur für unsere Dokumentation. Weiterhin bin ich für die Literaturbesorgung verantwortlich, das heißt, wenn uns angeforderte Arbeiten nicht vorliegen, veranlasse ich die Besorgung von der Uni-Bibliothek Düsseldorf oder bestelle die Artikel bei der Zentralbibliothek in Köln. Interessante Artikel, die ich in Current Contents finde, besorge ich ebenfalls über Bibliotheken. Für spezielle Anfragen, zu denen uns keine Literatur vorliegt und auch Quellen- und Autorenangaben fehlen, mache ich Researches bei DIMDI. Außerdem muß ich immer informiert sein, ob, wo und wann eine bestimmte Studie veröffentlicht worden ist; ob uns Literatur zu einem bestimmten Thema vorliegt, ob es möglich ist, eine bestimmte Literatur zu besorgen.

Aufgrund der rapide anwachsenden Literatur über unsere Präparate (z.Z. ca. 20.000 archivierte Arbeiten) und dem immer größer werdenden Benutzerkreis wird für die nächsten zwei Jahre die Umstellung unserer Dokumentation auf EDV meine zusätzliche Aufgabe sein. Diese Umstellung ist notwendig, da ein rascherer Zugriff zur Literatur für die Zulassung beim Bundesgesundheitsamt und für die Arzneimittelinformation der Ärzte und Apotheker benötigt wird.

Sinn und Zweck unserer Dokumentation ist eine möglichst schnelle und wissenschaftliche Information der Ärzte und Apotheker. Eine überzeugende Darstellung der Qualität und Wirksamkeit sowie der Vorzüge und Nebenwirkungen unserer Präparate ist nur durch Beleg wissenschaftlicher Literatur möglich. Eine gute Absicherung unserer Produktaussagen durch Literatur bedeutet eine schnellere Zulassung unserer Präparate beim Bundesgesundheitsamt. Die Erfüllung dieser Aufgaben hängt von der Qualität unserer Literaturdokumentation ab.

```
**********************************************
*                                            *
*   Klinische Erprobung von Arzneimitteln    *
*                                            *
**********************************************
```

von

Karl Wörz, MDA
Cassella-Riedel-Pharma GmbH
Hanauer Landstr. 521, D-6000 Frankfurt 61

Seit September 1976 bin ich bei der Firma Cassella-Riedel Pharma GmbH
in Frankfurt/M. beschäftigt. Innerhalb der Abteilung Klinische Entwicklung bin ich für den Bereich Biometrie zuständig. Die Aufgabenstellung
dieser Abteilung umfaßt: Einrichtung und Betreuung von Prüfstellen für
Präparate aus eigener Pharmaforschung in den Phasen III und IV der
Arzneimittelprüfung sowie für Lizenzpräparate in den Phasen II, III und
IV in Klinik und niedergelassener Praxis.

Meine damit verbundenen Aufgaben betreffen

- Versuchsplanung: Erstellung von Prüfanordnungen und Prüfbogen in Abstimmung mit den wissenschaftlichen Referenten der Abteilung

- Koordinierung: Organisation der Arbeitsabläufe bei breit angelegten
  Prüfungen der Phase IV

- Statistische Auswertung klinischer Prüfungen, Zusammenfassung der
  Ergebnisse in einem biometrischen Auswertungsbericht

- Mitarbeit bei der Erstellung wissenschaftlichen Informationsmaterials
  neu einzuführender Präparate sowie Mitarbeit bei Publikationen
  hinsichtlich der Statistik.

In aller Regel werden klinische Prüfungen durchgeführt, welche - um ein
rationelles Vorgehen zu ermöglichen - mit EDV ausgewertet werden
sollen; bei Prüfungen in Phase IV ist dies sowieso unabdingbar.

Im folgenden möchte ich nun versuchen, den Ablauf einer solch breit
angelegten Prüfung in Phase IV kurz zu skizzieren:

1. Erarbeiten und Festlegen der Fragestellung
   in Zusammenarbeit mit Medizinern der Abteilung

2. Festlegung der Patientenzahl
   orientiert an den vorhandenen Möglichkeiten der technisch-organisa-
   torischen Durchführung (wie Einsatz des Außendienstes, Einschalten
   der Kontorbereiche) und unter Berücksichtigung eines sicherlich
   dezimierten Rücklaufs an Prüfbogen sowie einer möglicherweise hohen
   Ausfallquote (je nach gestellter Anforderung) bei der Auswertung

3. <u>Ausarbeitung eines Prüfplanes und Gestaltung des Prüfbogens</u>
zumeist in Form eines Ablochbeleges, welcher nur begrenzt hand-
schriftliche Eintragungen zuläßt, die dann hinterher noch codiert
werden müssen, wie Begleitkrankheiten, Zusatzmedikation und vor
allem Nebenwirkungen, die dem Arzt nicht suggeriert werden sollen.
Die Gestaltung des Ablochbelegs erfolgt in Zusammenarbeit mit den
Leuten aus der Datenerfassung, um eine Praktikabilität in zweierlei
Hinsicht zu ermöglichen

- einerseits für den Arzt, der den Bogen ausfüllt
- andererseits für die Locherin, die die Angaben auf Lochkarten
  überträgt.

Bewährt hat sich bei derartigen Prüfungen die Erfassung der gewünschten Angaben auf dem Prüfbogen, welcher nicht mehr als 2 Seiten
umfaßt (also ein beidseitig bedrucktes DIN A4-Blatt) bzw. die Erfassung auf 4 - 6 Lochkarten, die zumeist folgende Charakteristika aufweisen:

Lochkarte 1:
allgemeine Angaben, anamnestische Daten, Diagnose, Begleitkrankheiten, bisherige Therapie usw.

Lochkarten 2 bis 5:
je nach Umfang der Prüfung und Befundungszeitpunkten meist 3 - 4
Verlaufskarten (je Zeitpunkt 1 Karte);
erfaßt werden hierbei: Verlaufswerte wie Blutdruck, Herzfrequenz
etc., aber auch Nebenwirkungen, die im entsprechenden Zeitraum auf-
getreten sind

Lochkarte 6:
enthält Angaben über Abschluß der Studie, Therapieerfolg, vorzeitige
Beendigung der Studie, intercurrente Erkrankungen etc.

4. <u>Erarbeiten von Auswerteschemata</u>
nach den vorliegenden Fragestellungen (die aus der Prüfanordnung und
den Prüfbogen abzuleiten sind) in Absprache mit dem Programmierer

- über welchen Spalten summiert werden soll
- bei welchen Variablen statistische Maßzahlen errechnet werden sollen
- welche Verknüpfungen von Einzelwerten zusätzliche Information ermöglichen, ohne im Prüfbogen danach fragen zu müssen (Beispiel:
  Alter und Therapieerfolg)

5. <u>Organisatorische Maßnahmen</u>
Hierunter fällt

a) das Abstimmen der notwendigen technischen Arbeitsabläufe, mit der
   Datenerfassung bezüglich des Ablochens von

   - Programmkarten
   - Testkarten
   - Datenkarten

   verbunden mit einer Schätzung des Kostenbedarfs, Terminierung,
   Einholen von Angeboten, Entscheidung unter Beachtung der dort
   üblichen Fehlerquote und des Kostenaufwandes

b) das Abstimmen der notwendigen Arbeitsabläufe mit der EDV- Abteilung: zeitliche Koordination, Fehlerprüfung und Echtlauf der Auswertung

c) das Abstimmen der Tätigkeiten gemäß Terminplan; die Mehrzahl der Arbeitsgänge mußte (schon aus Zeitgründen) parallel laufen - während die ersten Prüfbogen eingingen, war das Auswertungsprogramm noch nicht einmal in der Testphase

6. Erstellen von Ablochanleitungen

Eine zusätzliche Unterweisung der Locherinnen und mehrmalige Kontrolle der Ablocharbeiten erweisen sich aber darüberhinaus als unabdingbar, insbesondere, wenn der besseren Überschaubarkeit wegen, die Prüfbogen über einen längeren Zeitraum gesammelt werden und dann stoßweise zur Ablochung gelangen, dazwischen dann aber naturgemäß Pausen entstehen, die mit anderen Arbeiten ausgefüllt werden und wenn - wie in den meisten Fällen - mehrere Leute mit dem Ablochen der Datenkarten beschäftigt sind

7. Zusammenstellen der Kriterien für Fehlerprüfprogramm/ Plausibilitäts- und Vollständigkeitskontrolle
Zur Eliminierung von

- Lochfehlern

- Eintragungsfehlern (wenn z.B. links- statt rechtsbündig eingetragen wurde)

- unglaubhaften Werten (bei der Herzfrequenz werden zumeist nur Werte bis zu 200 S/min zuglassen; beim Blutdruck liegt die obere Grenze bei 290/190 mm Hg)

- falsch und unvollständig ausgefüllte Prüfbogen

8. Erstellen von schriftlichen Anweisungen
für die Betreuer der Prüfstellen (Außendienstmitarbeiter) mit besonderem Hinweis zum Ausfüllen der Kopfleiste der Prüfbogen, welche im Regelfall die Identifikationsnummer, einen 8-stelligen Sortierbegriff enthält - aufgeschlüsselt nach Kennziffern für Kontorbereich, Mitarbeiter im Außendienst (= Betreuer der einzelnen Prüfstellen), Ärzte und Patienten

9. Erstellen von Testdaten
zur Überprüfung auf Richtigkeit des Auswerteprogramms, insbesondere im Hinblick auf Vollständigkeits- und Plausibilitätskontrolle

10.Instruieren der Mitarbeiter im Haus

über

- Codierung (Zusatzmedikation, Nebenwirkungen etc.)

- gleichzeitige Durchsicht der Prüfbogen auf mögliche Fehler (z.B. Mehrfachnennung)

- Maßnahmen bei fehlender Kopfleiste (= Identifikationsnummer)

11.<u>Ablochen der codierten Belege (Prüfbogen)</u>
Sollen die Daten aus einem Prüfbogen z.B. auf 5 Lochkarten Platz
finden, so empfiehlt es sich, die Prüfbogen 400- stückweise zur Ablochung zu geben, da 1 Lochkarten-Paket 2000 Lochkarten enthält.
Insbesondere für die Suche nach fehlerhaften Karten und wenn die
Lochkarten für die verschiedenen Arbeitsabläufe mehrmals transpor-
tiert werden müssen, bleibt so die ganze Sache überschaubar, vor
allem wenn eine eindeutige Zuordnung von Prüfbogen, Lochkartenpaket,
Tabellierung der Lochkarten und Fehlerliste gewährleistet ist.

12.<u>Aussonderung der nicht ablochbaren Belege</u>
(z.B. infolge Mehrfachnennung)
eine fehlende Identifikationsnummer kann in der Regel ohne großen
Aufwand ergänzt werden

13.<u>Testen des Auswerteprogamms</u>

anhand der Testkarten; Fehlersuche, evtl. Korrigieren der Auswerte-
schemata bzw. der Testdaten (Lochfehler oder log. Fehler)

14.<u>Auswertung (Teil 1)</u>
Fehlerprüfung, Plausibilitäts- und Vollständigkeitskontrolle der
Datenkarten

15.<u>Manuelles Aussortieren der fehlerbehafteten Datenkarten</u>
anhand einer mitgelieferten Fehlerliste und einer zeilenweisen Auf-
listung des Inhalts der Datenkarten.
Korrektur, Einsortieren und Aufbewahrung dieser Datenkarten für die
Endauswertung nach erneuter Fehlerprüfung

16.<u>Auswertung (Teil 2)</u>
mit <u>den</u> Datenkarten, die Fehlerprüfung, Plausibilitäts- und Voll-
ständigkeitsprüfung ohne Beanstandung durchlaufen haben.

Das Ergebnis wird anschließend tabellarisch und graphisch aufgearbeitet
und in einem abschließenden Auswertungsbericht abgefaßt, welcher intern
für entsprechende Vorhaben dann zur Verfügung steht.

Schließlich gilt es dann noch zu überlegen, wie und wo Programm und
Daten aufbewahrt werden sollen, um neben der Datensicherung bei neu
auftauchenden Fragestellungen auch einen problemlosen Zugriff zu ermöglichen; eine doppelte Sicherung von Programm und Daten (z.B. auf Lochkarten und Magnetband) ist wohl immer von Vorteil.

Der Nutzen meiner Arbeit ist - zumindest was Prüfungen der Phase IV
betrifft - in einer Bestätigung der therapeutischen Sicherheit eines
Medikamentes zu finden; zudem ist der abschließende Auswertungsbericht
wertvolles Dokumentationsmaterial

- für den Arzt, der das Präparat einsetzt

- für Marketing und werbestrategische Maßnahmen und

- für alle Beteiligten mit ein Beleg der therapeutischen Wirksamkeit.

Weiterhin ist eine Einarbeitung dieser Ergebnisse in eine Publikation
ohne weiteres gegeben.

Durch die Wissenskombination "EDV-Kenntnisse" und "medizinisches Wissen" ist der Medizinische Dokumentationsassistent ein geeignetes Bindeglied zwischen medizinischer Abteilung und EDV. Er muß von beidem etwas verstehen, wenn eine solche breit angelegte Prüfung gelingen soll, da man neben der praktischen Mitarbeit auch jederzeit in der Lage sein muß, als Organisator neu auftauchende Fragen und Probleme schnellstens abzuklären, um die Prüfung - in Durchführung und Auswertung - in Gang halten zu können.

```
*************************************
*                                   *
*   Erschließung von Krankenakten   *
*                                   *
*************************************
```

von

Ellen Hönicke, MDA
Krankenhaus Rohrbach
Amalienstr. 5, D-6900 Heidelberg

1. Einleitung

Bei meiner Tätigkeit in einer DVM-Projektgruppe ist die Erschließung
von Krankenakten Grundlage und Ziel aller Entwicklungen – wir erstellen im Krankenhaus Rohrbach, einer Thoraxklinik in Heidelberg,
ein krankenhauszentriertes Tumorregister, auf das ich später noch
etwas näher eingehen werde – doch war das Symposium anläßlich des
10-jährigen Bestehens der Schule für Medizinische Dokumentationsassistenten der Universität Ulm für mich ein Anlaß, mir seit meiner
Ausbildung hier an der Ulmer Schule zum erstenmal wieder grundlegen-
de Gedanken zu diesem Thema zu machen.

2. Führung von Krankenakten in der Geschichte

Dabei stieß ich zuerst auf die Frage: Was ist eigentlich eine Krankenakte und welche Unterschiede gibt es in der Führung von Krankenakten früher und heute im Zeitalter der EDV.
Bei der Beschäftigung mit dieser Frage habe ich in der Literatur
recht interessante Fakten gefunden, nämlich daß – abgesehen von der
animistischen Periode, in der der Medizinmann als Priester, Zauberer
und Arzt in einer Person sein Wissen um seiner Monopolstellung wil-
len nur mündlich weitergab – das älteste medizinische Dokument bereits aus dem alten Ägypten stammt. Es handelt sich dabei um das
Papyrus SMITH, das Teil eines Buches über Wunden ist. Eine solche
schriftliche Fixierung war ein wichtiger Schritt auf dem Weg zur
Medizin als exakte Naturwissenschaft, da schriftlich Niedergelegtes
allen zugänglich ist und diskutiert, kritisiert und korrigiert werden kann.

In Griechenland versuchte Alkmaion von Kroton im 6. Jahrhundert v.
Chr. als erster, Gesundheit nicht mehr magisch-religiös sondern
rational zu definieren, aber es waren noch viele gedankliche Irrwege
erforderlich, bis man nicht mehr rein empirisch vorging, sondern
durch Erkenntnisse über Anatomie, Physiologie, Pathologie, Diagnose
und Behandlung zu einer regelmäßigen Behandlungstechnik kam, wie sie
im Corpus Hippokraticum erstmals festgelegt wurde. Einige der Bücher
des Corpus Hippokraticum enthalten Krankengeschichten, die täglich
geführt wurden, mit Anamnese, Status präsens, Epikrise und Prognose.
Die Erfolge der Antike gingen in der Scholastik wieder verloren, da
man nicht mehr beobachtete, sondern rein deduktiv vorging.

Erst in der Renaissance gewann die Beobachtung u.a. durch Paracelsus wieder an Bedeutung, und damit wurde auch die patientenbezogene medizinische Dokumentation in Form von ausführlichen Krankengeschichten wiederentdeckt.

Interessant ist, daß der Nürnberger Stadtarzt Johannes Magenbuch in der ersten Hälfte des 16. Jahrhunderts bereits eine Art "Patiententagebuch" führte und parallel dazu ein alphabetisches, nach Patientennamen geordnetes Register anlegte. Außerdem machte er den ersten Versuch zur Standardisierung durch den Gebrauch formelhaft stereotyper Wendungen.

Thomas Sydenham, ein Londoner Praktiker, der bedeutende Anstöße für die medizinische Dokumentation gab, machte selbst zwischen 1661 und 1680 epidemiologische Beobachtungen über das Auftreten von Pocken, Pest usw. Unter seinem Einfluß wurden bereits am Ende des 17. Jahrhunderts Krankengeschichten durch exakte Sektionsprotokolle ergänzt, so daß nachträglich Schlüsse auf Krankheitsbilder möglich waren.

Im 18. Jahrhundert begann man – beeinflußt durch die Wiener Schule – verstärkt mit der exakten Beobachtung von Patienten, dem klinischen Unterricht am Krankenbett und damit notwendig einer systematischen Erfassung von Krankengeschichten. Es zeichnete sich gleichzeitig ein Wandel in der Auffassung der Krankengeschichte ab, die Anamnese trat in den Vordergrund.

Zusammenfassend kann man sagen, daß sich im Lauf der Jahrhunderte der Inhalt von Krankengeschichten aufgrund verbesserter medizinischer Kenntnisse ebenfalls verbesserte, daß die Form aber immer gleich blieb, nämlich im wahrsten Sinn des Wortes "Geschichten". Dies änderte sich erst im 20. Jahrhundert durch Massenprobleme, die die Einführung strukturierter Krankenblätter, automatisierter Informationsverarbeitung und schließlich der EDV erforderlich machten.

3. <u>Erschließung von Krankenakten, Voraussetzungen und Ziele</u>

Das Aufschreiben von Krankengeschichten früher, das Sammeln von Patientendaten heute, hatten von Anfang an – das zeigt auch der kurze Streifzug durch die Geschichte – den Sinn, neue Erkenntnisse zu gewinnen, Erkenntnisse, die sowohl dem einzelnen Patienten, als auch allen zukünftigen Patienten dienen sollen. Die Auswertung der gesammelten Daten sollte und soll der Erfassung medizinischer Zusammenhänge, dem Erkennen von Gesetzmäßigkeiten dienen und langfristige Trendanalysen ermöglichen, ebenso wie die Treffsicherheit der Prognosestellung erhöhen.

Um das zu erreichen, müssen verschiedene Voraussetzungen gegeben sein. So muß z.B. vor der Sammlung von Daten die Fragestellung definiert und anhand dieser Fragestellung Wesentliches von Unwesentlichem getrennt werden. Genügend vergleichende Beobachtungen über lange Zeit sind ebenfalls erforderlich für eine effektive Auswertung, und die Daten müssen vollständig, richtig und strukturiert sein. Um Daten gezielt auswerten zu können, müssen sie auch gezielt erhoben werden, das heißt Merkmale und deren Ausprägungen sind exakt zu definieren (Standardisierung). Das Beispiel der Frage nach dem Beginn der Krankheit möge dies verdeutlichen.

Wenn die Ausprägungen nicht genau festgelegt werden, treten mit Sicherheit die verschiedensten Antworten wie "vor 5 Jahren", "mit 30 Jahren" oder "1974" auf, die nicht miteinander vergleichbar sind. Auch ist bei der Festlegung von Merkmalen daran zu denken, daß Merkmale mehrere Ausprägungen haben können, die alle erfaßbar sein müssen.

In Anbetracht der Größe von Krankenhäusern und der Menge der pro Patient anfallenden Daten ist die Forderung nach einer immer zutreffenden und eindeutigen Zuordnung von Daten zu Patient oder zu anderen Daten von grundlegender Bedeutung. In vielen Kliniken wird dieses Problem gelöst durch erstens eine Fall-Identifikation (Aufnahmenummer) und zweitens eine Patienten-Identifikation (I-Zahl), die sich aus verschiedenen unveränderlichen Daten des Patienten zusammensetzt.

Erreicht man, daß bei der Dokumentation alle genannten Forderungen erfüllt sind, und der Arzt oder das klinische Personal möglichst wenig durch Mehrarbeit belastet wird, so dürfte die Akzeptanz relativ groß sein, was ebenfalls der Vollständigkeit und Richtigkeit durch gründliche Datenerfassung zugute kommt.

4. Realisierung am Beispiel eines Tumornachsorgeregisters

Um nun nicht allzusehr in der Theorie zu bleiben, möchte ich noch kurz auf das Forschungsprojekt eingehen, an dem ich mitarbeite. Ziel dieses Projekts DVM311 ist die Erstellung eines krankenhauszentrierten Tumorregisters (KRAZTUR) mit folgenden Aufgaben:

- Datenerfassung
- Datenhaltung
- Patientensteuerung, extern (Einbestellung, Mahnung)
- Patientensteuerung, intern (Resource-allocation)
- Datenpräsentation, intern (Verfügbarkeit)
- Datenpräsentation, extern (Arztbriefschreibung)

Dafür steht uns ein kleiner Philips-Rechner mit MUMPS zur Verfügung, die benötigte Software wurde von unserer Gruppe selbst entwickelt. Die Datenerfassung erfolgt auf Formularen, die ich zusammen mit unseren Ärzten ausgearbeitet habe. Es gibt folgende Formulare: Patientenaufnahme (administrativ), Klinische Aufnahmeuntersuchung, Anamnese, Stationäre Behandlung, Bronchoskopie, Lymphknoten, Resektat, Klinische Entlassungsuntersuchung, Nachsorge und Abschluß. Sämtliche Formulare sind so angelegt, daß die zu erhebenden Merkmale auf dem linken Drittel des Bogens stehen und alle standardisierten Antwortmöglichkeiten rechts davon aufgeführt sind und nur angekreuzt werden müssen.

Wiederholgruppen und Raum für Klartextzusätze am Ende von logischen Blöcken sind vorhanden. Alle Formulare sind inhaltlich so aufgebaut, daß sie fortlaufend während der Untersuchung ausgefüllt werden können, sie dienen quasi als "Check-Liste", wodurch auch die Vollständigkeit der Daten gewährleistet wird. Schreibkräfte geben die Daten am Terminal ein. Wir haben versucht, die Erfassungsdialoge so einfach und komfortabel wie möglich zu gestalten mit Korrektur an jeder Stelle, Defaultwerten, d.h. Antwortvorgaben bei häufig auftretenden Merkmalsausprägungen, die nur durch Tastendruck zu bestätigen sind, einfacher codierter Eingabe, die vom System sofort in Klartext umgesetzt wird, und Plausibilitätskontrollen sofort bei der Eingabe.

Im Anschluß an jede Nachsorgeuntersuchung erstellt das System automatisch in Abhängigkeit von den jeweiligen Merkmalsausprägungen, also datengesteuert, einen Arztbrief, Voraussetzung hierfür ist natürlich eine standardisierte Datenerfassung. Ein ähnlicher Brief kann auch als Verlaufsdarstellung über einen längeren Zeitraum erstellt werden.

Anhand eines Datums der nächsten Nachsorge, das bei jeder Untersuchung anzugeben ist, nimmt das System die Terminplanung für die Ambulanz vor und druckt Einbestell- und eventuell Erinnerungsbriefe an Hausarzt und Patient.

Um abschließend wieder zur Erschließung von Krankenakten zurückzukommen: Selbstverständlich gibt es im System KRAZTUR auch eine Retrievalfunktion, die die Suche nach jedem beliebigen Merkmal erlaubt. Die Suchanfrage kann im Klartext eingegeben werden, Mengenverknüpfungen sind möglich. Ergebnismengen können anschließend als Histogramm ausgegeben werden.

Für die nächste Zukunft planen wir, dieses System weiter auszubauen und im Tumorzentrum Heidelberg/Mannheim, einer integrierten onkologischen Einrichtung, in einem Rechnerverbund einzusetzen.

Einige von Ihnen hatten sich wahrscheinlich mehr praktische Tips von mir erhoft, aber für eine Unterrichtsstunde hielt ich die zur Verfügung stehende Zeit für zu kurz.

Sollten Sie vor dem Problem stehen, Krankenakten erschließen zu müssen, so möchte ich Ihnen raten, stellen Sie doch einen Medizinischen Dokumentationsassistenten ein, er oder sie kann Ihnen dabei mit Sicherheit helfen.

Literatur:

K. Böhm, C.O. Köhler, R. Thome:
    Historie der Krankengeschichte
    F.K.Schattauer-Verlag, Stuttgart - New York, 1978

K.-H. Ellsässer, E. Hönicke, K.-H. Offenhäuser:
    KRAZTUR - Technical Report Nr. 2, 1979

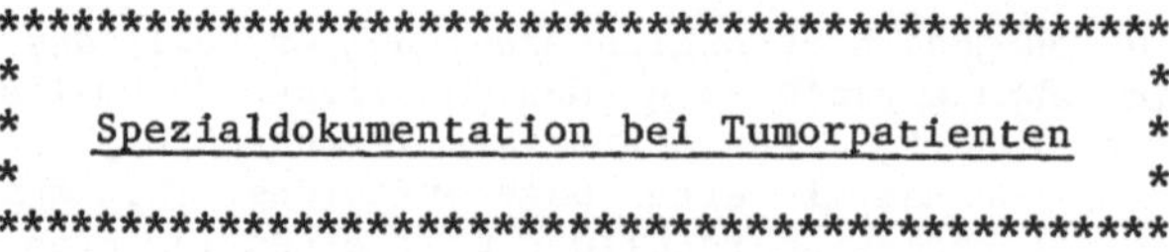

von

Jutta Hörnlein, MDA
Robert-Bosch-Krankenhaus
Abt. Hämatologie, Immunologie und Onkologie
Auerbachstr. 110, D-7000 Stuttgart

1. Beschäftigende Institution und Eindordnung der Stelle

Das Robert-Bosch-Krankenhaus in Stuttgart ist ein von der Robert-Bosch-Stiftung getragenes Krankenhaus (460 Betten). Es ist gegliedert in folgende klinische Einheiten: Zentrum für Innere Medizin und die Abteilungen für Chirurgie, Anästhesie, Gynäkologie, Röntgenologie und Strahlentherapie, Klinische Chemie und Pathologisches Institut. Das Zentrum für Innere Medizin bildet mit 270 Betten (das sind 58 % der Gesamtbettenzahl) einen besonderen Schwerpunkt. Es ist gegliedert in 4 Fachrichtungen (Kardiologie und Pulmonologie, Gastroenterologie und Endokrinologie, Nephrologie und Rheumatologie und Hämatologie, Immunologie und Onkologie), wobei jeder Fachrichtung ein eigener Chefarzt vorsteht.

An das Krankenhaus angeschlossen ist ein Institut für Klinische Pharmakologie, das durch enge Zusammenarbeit mit den Klinikern u.a. die Möglichkeit erhält, die Wirkung von Arzneimitteln auf den Menschen zu prüfen.

Außerdem ist das Robert-Bosch-Krankenhaus anerkanntes Akademisches Lehrkrankenhaus der Universität Tübingen für den ärztlichen Nachwuchs und bildet gleichzeitig in einer angeschlossenen Krankenpflegeschule Schwestern und Pfleger aus. Aufgaben des Robert-Bosch-Krankenhauses sind somit optimale Krankenversorgung, Ausbildung von Ärzten und Pflegepersonal und umfangreiche Forschungsprojekte.

Ich arbeite im Zentrum für Innere Medizin, Abteilung für Hämatologie, Immunologie und Onkologie (Chefarzt Prof.Dr. K. Schumacher). Neben der Hauptaufgabe der Krankenversorgung (ambulant und stationär) werden hier experimentelle und klinisch- therapeutische Forschungsprojekte durchgeführt.

2. Beschreibung der Arbeitsstelle

Mein Aufgabengebiet liegt in dem Projekt "Klinisch-Therapeutische Forschung bei Tumorpatienten". Hierbei bin ich vorläufig hauptsächlich mit der Datenerfassung und -speicherung beschäftigt, woran sich bei Vorliegen einer genügenden Datenmenge Auswertungstätigkeiten anschließen werden.

Einen groben Überblick über meine Haupttätigkeiten gibt Abb.1.

KLINISCH THERAPEUTISCHE FORSCHUNG

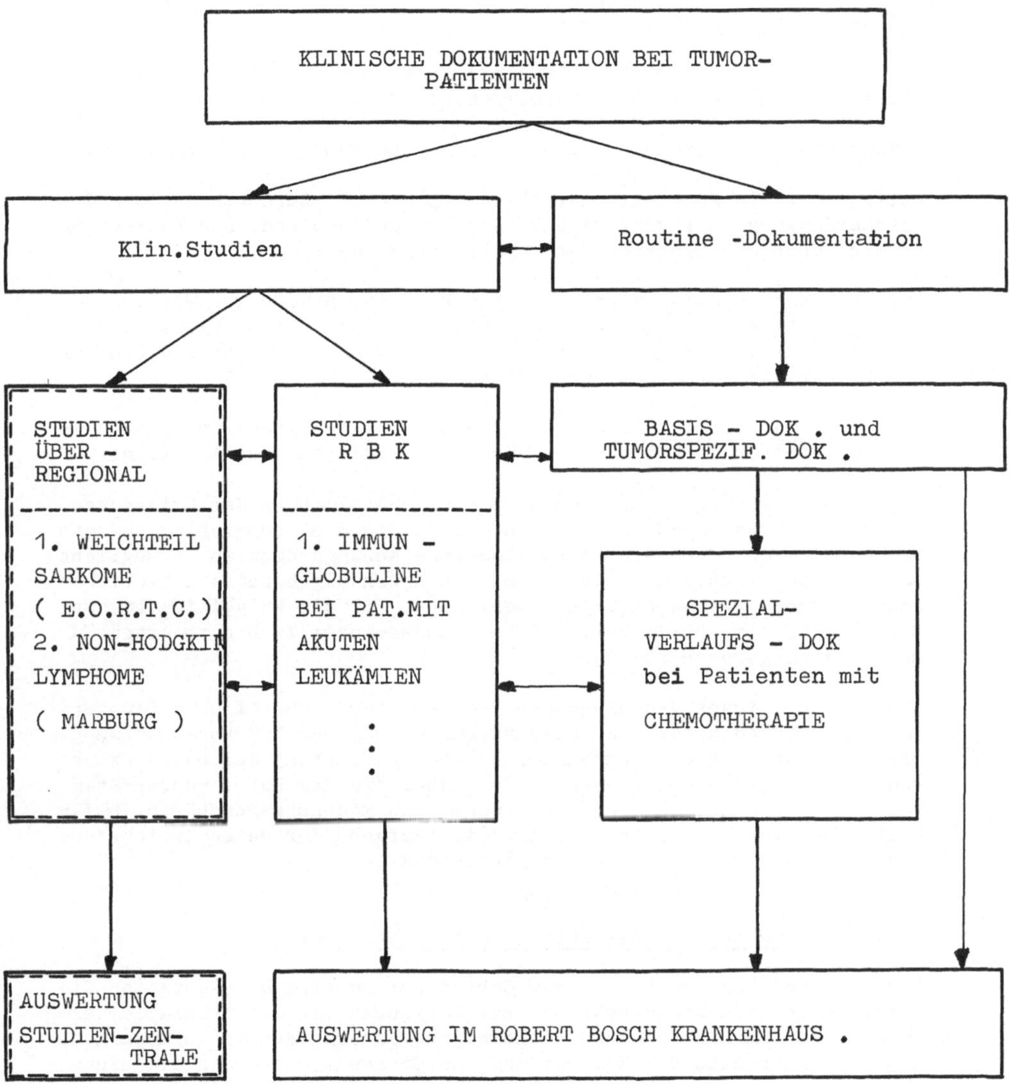

Abb. 1

Die von mir durchgeführte klinische Dokumentation bei Tumor- Patienten umfaßt neben der Routine-Dokumentation auch zunehmend klinische Studien, die sich in hausinterne und überregionale Studien gliedern lassen:

Bei den überregionalen, wie z.B.

-. Weichteil-Sarkom-Studie (Brüssel) der European Organization for Research on Treatment of Cancer (EORTC)

- High grade Non-Hodgkin-Lymphom, +/- C. parvum - Studie (Marburg)

obliegt mir die Kontrolle der Therapieprotokoll-Durchführung und die Datenerfassung auf vorgegebenen Dokumentationsbogen. Die Auswertung erfolgt über die Zentrale der jeweiligen Studie.

Bei den hausinternen Studien, wie z.B. einer Studie zur Wirkung von Immunglobulinen bei Immundefektsyndromen habe ich im Gegensatz dazu von der Randomisierung, über Datenerfassung, Speicherung bis zur Auswertung alle Arbeiten durchzuführen.

Die Routine-Dokumentation umfaßt neben der Basisdokumentation eine tumorspezifische Dokumentation für jeden Patienten der Abteilung.

Wegen der unbedingt anzustrebenden Vereinheitlichung der Erfassungsschemata (Erfassungsbogen), durch die allein die Kooperation und ein Datenaustausch der einzelnen Tumor-Forschungs-Zentren ermöglicht werden kann, haben wir bisher auf die Anwendung bereits entworfener hausinterner Erfassungsbogen verzichtet, um die endgültige Fassung der bereits in Arbeit befindlichen bundeseinheitlich normierten Tumor-Erfassungsbogen abzuwarten.

Die Lösung dieses grundlegenden Problems der einheitlichen Datenerfassung ist auch für die geplante Umstellung auf EDV Voraussetzung. Hierbei würde die Programmierung und Speicherung der Daten extern von einer Firma übernommen werden, über die das Robert-Bosch-Krankenhaus schon jetzt ihre Verwaltungs- und Rechnungsgeschäfte abwikkelt. Aus diesen Gründen löse ich die Aufgabe der Daten-Speicherung bisher noch mit Hilfe einer Schlitzlochkartei.

3. Spezial-Dokumentation bei Patienten mit Chemotherapie

Ich möchte nun noch aus dem Gebiet der Routine-Dokumentation die Spezial-Verlaufs-Dokumentation bei Patienten mit Chemotherapie herausgreifen, um hieran einen Doppelaspekt unserer Arbeit aufzuzeigen, nämlich einerseits die Erarbeitung von Erfassungsschemata,die grundsätzliche Überlegungen und Planungen in Absprache mit den Ärzten erfordert und andererseits in den anderen Aspekt unserer Arbeit mündet, nämlich die mehr routinemäßige Erfassung von Daten, die aufgrund solcher vorangegangener "Weichenstellung" stattfindet.

Hierzu sind 2 Dokumentationsbogen beigefügt.

Der erste dieser Bogen (Abb.2) wurde von uns adaptiert, um die allgemeinen tumorspezifischen Daten jedes Tumor-Patienten unserer Abteilung in gut übersichtlicher Form zu Darstellung zu bringen.

Abb. 2

ROBERT-BOSCH-KRANKENHAUS STUTTGART

ABTEILUNG FÜR

HÄMATOLOGIE, IMMUNOLOGIE, ONKOLOGIE

| ZUSAMMENFASSENDE |
| VERLAUFS-ÜBERSICHT |

ANAMNESE:	Tag	Monat	Jahr	
Erste Tumorsymptome				welche?
Erster Arztbesuch				warum?
klinische Diagnose				welche?
Histologie/ Cytologie				Zelltyp

Tumorausdehnung bei Diagnose: ☐ lokal   ☐ lokal invasiv   ☐ region. LK   ☐ Fernmetastasen   T ☐ N ☐ M ☐

Lokalrezidiv				wo?
Fernmetastasen				wo?

THERAPIE: ☐ rad. OP   ☐ nicht rad. OP   ☐ Vorbestr.   ☐ Nachbestr.   ☐ keine Bestr.   ☐ pall. Bestr.   ☐ Ovarektomie   ☐ Hypophysek.   ☐ Hormone   ☐ Cytostatika

Daten (chronologisch): bei Operationen was, wo; Radiotherapie wo, wie; Chemother., Medikam.

	Tag	von Monat	Jahr	Tag	bis Monat	Jahr	Art der Therapie	CR,PR,NC,P	Klinik
1.									

Den Bogen unter Abb.3 möchte ich als Beispiel für unsere planerischen Arbeiten anführen. In Zusammenarbeit mit dem zuständigen Chefarzt habe ich ihn speziell für unsere Abteilung entwickelt. Da bisher über die allgemein übliche Führung der Krankenakte hinaus eine zusammenfassende und somit übersichtliche Aufzeichnung des Therapieverlaufes gar nicht durchgeführt wurde, stellt die Einführung des Bogens eine grundsätzliche Verbesserung dar. Während sich der Arzt früher anhand verstreuter Einzeldaten immer wieder neu über den Stand der Krankheit orientieren mußte, und eine Weitergabe von Therapieerfahrung bei einem etwaigen Arztwechsel nur schwer möglich war, ist nun anhand eines einfach gehaltenen Erfassungsbogens eine übersichtliche Therapie- Verlaufskontrolle jederzeit möglich, was nicht zuletzt dem Patienten selbst zugute kommt. Außerdem ist erst durch die Einführung dieses Bogens schriftliches Material für die spätere systematische Auswertung für Forschungszwecke verfügbar.

Bei der Gestaltung des Bogens wurde bewußt auf eine große Anzahl von vorgegebenen Befund-Kriterien verzichtet, zwischen denen der Arzt dann nur noch die Auswahl gehabt hätte. Stattdessen wurden lediglich 4 sachliche Gruppen für die Zuordnung von Befunden geschaffen, so daß der Arzt vor und während der Therapie die relevanten Parameter selbst festzusetzen und die jeweiligen Befunde selbst einzutragen hat. Diese Verlaufskontrollen samt Eintragungen sollen vom Arzt jeweils nach 3 Therapiezyklen bzw., falls durch den Verlauf indiziert, auch früher vorgenommen werden und ermöglichen dabei ein ständiges Vergleichen und Überdenken von Krankheitsverlauf und Therapie.

4. Zusammenfassung und Ausblick

Abschließend möchte ich noch einige Bemerkungen zu meiner bisherigen Tätigkeit in unserem Beruf und zu meinen praktischen Erfahrungen machen.

Mein persönlicher Wunsch im Anschluß an die Ausbildung war es, eine Stelle in unmittelbarem Bezug zur klinischen Praxis zu finden, weil mich dieses Gebiet besonders interessiert und mir dort am ehesten Raum für ein gewisses Maß an Eigeninitiative zu bestehen schien.

In Bezug auf Selbständigkeit und Eigenverantwortlichkeit haben sich meine Erwartungen im wesentlichen erfüllt. Wie in vielen anderen Berufen ist auch der Medizinische Dokumentationsassistent mit dem Berufseintritt durch die spezifische Stellenwahl zur Spezialisierung – verglichen mit seiner breit angelegten Ausbildung – gezwungen, was ich in meinem Fall aber nicht als Nachteil empfinde.

Durch meine Erstanstellung in einer Tumor-Nachsorge-Klinik bin ich mit dem Gebiet der Tumorforschung konfrontiert worden und bin nun in zweiter Anstellung in ähnlicher Funktion tätig. Zu der bereits angesprochenen Spezialisierung waren allerdings eine umfangreiche Einarbeitung und die Aneignung fachspezifischer Kenntnisse notwendig.

Insgesamt empfinde ich meine Arbeit in diesem Bereich klinischer Forschung als durchaus befriedigend.

ADREMA :

Abb. 3

ROBERT-BOSCH-KRANKEN =
HAUS STUTTGART

Abteilung für

HÄMATOLOGIE,IMMUNOLOGIE,
ONKOLOGIE

CHEMOTHERAPIE -VER=
LAUFSBOGEN

CT: BLATT-NR :   /

V O R   THERAPIE M.DATUM :   KONTROLLBEFUND m.DATUM :

RÖNTGENOLOG.BEFUNDE :

SZINTIGRAPHISCHE UND
SONOGRAPHISCHE BEFUNDE :

LABORTECHNISCHE BEFUNDE :

Einige negative Punkte, mit denen man in unserem Beruf zu kämpfen hat, sollen allerdings nicht verschwiegen werden:

1. Da ist zum einen die Erfahrung, daß der Medizinische Dokumentations-assistent als ausgesprochener Spezialist zumindest im klinischen Bereich, über den ich nur sprechen kann, auf sich allein gestellt ist und eine mitunter noch recht ungefestigte, um nicht zu sagen schwierige Stellung hat. Ein gewisses Maß an Kontaktfähigkeit und an Initiative ist deshalb sicherlich oft sehr von Vorteil.

2. Da ist zum anderen das, in den Augen der Öffentlichkeit noch etwas unscharfe, weil unbekannte, Berufsbild unseres noch jungen und zah-lenmäßig kleinen Berufsstandes zu nennen, das dem Laien und oft auch denen, die es wissen könnten, die Einordnung unseres Berufes in die berufliche Hierarchie schwer macht und uns immer wieder von neuem zwingt, Ausbildungsgang und berufliche Tätigkeiten zu erläutern und einen ständigen Kampf um unsere ungeregelte Bezahlung zu führen. Da-zu trägt nach meiner Erfahrung auch nicht unerheblich die etwas un-glückliche Berufsbezeichnung "Assistent" bei, während vergleichbare Fachschulabsolventen mit Abschluß ihrer Ausbildung die aufwertenden Titel z.B. Diplom-Dokumentar oder Diplom-Bibliothekar tragen.

Eine Verbesserung in solcher berufsständischer Hinsicht wäre dringend zu wünschen, um die Attraktivität dieses Berufes zu erhöhen.

```
**********************************************
*                                            *
*      Dokumentation bei Forschungsvorhaben   *
*                                            *
**********************************************
```

von

Margarete Lücking, MDA
Diabetes-Forschungsinstitut an der Universität Düsseldorf
Abt. für Medizinische Statistik und Epidemiologie
Auf'm Hennekamp 65, D-4000 Düsseldorf

Meine Tätigkeit als Medizinische Dokumentationsassistentin übte ich in
der Abteilung für Medizinische Statistik und Epidemiologie des Diabe-
tes-Forschungsinstitutes an der Universität Düsseldorf aus.

Das Diabetes-Forschungsinstitut hat außer dieser Abteilung noch zwei
weitere Abteilungen, die Klinische Abteilung und die Biochemische Abteilung. Die Arbeit der Abteilung für Medizinische Statistik und Epidemiologie beruht auf klinischen Studien des eigenen Instituts sowie auf
Forschungsprojekten in Zusammenarbeit mit anderen Institutionen, beispielsweise auf den Gebieten der Diabetes-Forschung, der Herz- und
Kreislaufkrankheiten, Krankheitsregister und Arzneimittel-Nebenwirkun-
gen. Zu den Aufgabenbereichen gehören die epidemiologische und statistische Beratung sowie Planung und statistische Auswertung der Forschungsprojekte.

Meine Aufgaben und Tätigkeiten in der Abteilung für Medizinische Statistik und Epidemiologie, die hauptsächlich in Dokumentation, Anwendung
von bereits erstellten Programmen und Programmsystemen sowie in manuellen Auswertungen bestanden, möchte ich anhand der Dokumentationsprobleme, die sich im Rahmen einer Mortalitätsstudie aus dem Gebiet der Arbeitsmedizin ergeben haben, darstellen. Es handelt sich hierbei um eine
epidemiologische Studie zur Mortalität Vinylchlorid-(VC)exponierter Arbeitnehmer.

Eine solche Untersuchung war erforderlich geworden, nachdem Anfang der
siebziger Jahre der Verdacht entstanden war, Vinylchlorid könnte bei
exponierten Arbeitnehmern in erhöhtem Maße zu Angiosarkomen der Leber
führen. Da das Land Nordrhein-Westfalen über die meisten VC- bzw. PVC-
herstellenden Betriebe verfügt, wurde der Staatliche Gewerbearzt Düsseldorf mit der Durchführung der Studie für das gesamte Bundesgebiet
beauftragt. Planung und Auswertung der Studie erfolgte durch die Abteilung für Medizinische Statistik und Epidemiologie des Diabetes-For-
schungsinstituts.

Ziele der Studie waren:

1. Ermittlung des Mortalitätsrisikos VC-exponierter männlicher Arbeitnehmer im Vergleich zum Mortalitätsrisiko der männlichen Bundesbe-
   völkerung,

2. Ermittlung des Mortalitätsrisikos einer Gruppe nicht VC-exponierter Beschäftigter der chemischen Industrie,

3. Vergleich der Mortalitätsrisiken innerhalb der Gruppe der VC-exponierten Arbeitnehmer nach Expositionsdauer und Expositionszeitraum.

Für die Gruppe der VC-exponierten Arbeitnehmer wurden alle männlichen Arbeitnehmer der elf VC- und PVC-herstellenden Werke der chemischen Industrie in der Bundesrepublik Deutschland erfaßt, die bis zum 31.12.1974 gegenüber Vinylchlorid exponiert waren. Diese Gruppe umfaßte alle Arbeitnehmer, die bis 31.12.1974 noch im Werk beschäftigt waren sowie alle diejenigen, die vor diesem Zeitpunkt aus dem Werk ausgeschieden waren.

Für jeden Arbeitnehmer wurden folgende Daten erfaßt:

- Namenskürzel, d.h. jeweils die ersten drei Buchstaben des Familien- und Vornamens,
- das Geburtsdatum,
- die Nationalität,
- das Datum des Eintritts in das Werk,
- das Datum der ersten und das der letzten VC-Exposition,
- die Dauer der Exposition in Monaten und
- das Datum des Austritts.

Außerdem war die Angabe erforderlich, ob der Arbeitnehmer am 31.12.1974 noch lebte oder inzwischen verstorben war.

Die Datenerhebung wurde von den Betriebsärzten und Personalabteilungen der einzelnen Werke durchgeführt. Die Modalitäten der Datenerhebung waren in eindeutig formulierten Protokollen festgelegt. Die Daten sollten in ablochfähige Bogen oder Listen eingetragen werden. Für die Verstorbenen mußte von den Gesundheitsämtern der Totenschein beschafft werden oder, falls dieser nicht mehr auffindbar war, mußte die Todesursache mit Hilfe des letzten Arztbriefes oder Krankenhausberichts ermittelt werden.

In gleicher Weise wie für die Gruppe der VC-exponierten Arbeitnehmer wurden die Daten der Arbeitnehmer der Vergleichsgruppe erfaßt, wobei dann nur auf die Expositionsdaten zu verzichten war. Diese Gruppe setzte sich aus Arbeitnehmern von sieben der bereits erwähnten Werke zusammen.

Die Datenerhebung der Gruppe der VC-exponierten Arbeitnehmer wurde im Sommer 1975 durchgeführt. Die ersten Berechnungen des gesamten Mortalitätsrisikos konnten bereits Ende 1975 gemacht werden. Es zeigte sich allerdings an den unbefriedigenden Follow-up-Raten, daß dem Schicksal der Arbeitnehmer nicht ausreichend nachgegangen worden war. Außerdem war die Anzahl der unaufgeklärten Todesursachen mit ca. 10 % noch unbefriedigend hoch. Die Betriebsärzte erhielten mit Hilfe eines Rundschreibens nochmals genaue Anweisungen zur Durchführung des Follow-ups und, zur Erleichterung dieser Tätigkeiten, Computerausdrücke mit den Daten derjenigen Arbeitnehmer, deren Schicksal noch zu ermitteln war.

Bei der weiteren Überarbeitung des Datenmaterials zeigten sich verschiedene Arten von Erfassungsfehlern, die sich für die Dokumentation als besonders schwerwiegend erwiesen. Dabei wurden auch die Mängel des Erhebungsbogens deutlich.

Hierfür nun einige Beispiele:

1. Da für die Studie nur die Daten männlicher Arbeitnehmer erfaßt werden sollten, war die Angabe des Geschlechts nicht auf dem Erhebungsbogen vorgesehen. Einige Werke hielten sich nicht an diese Vereinbarung und nahmen in die Erfassung auch die Daten weiblicher Arbeitnehmer auf. Anhand der Angabe einer typisch weiblichen Todesursache, nämlich Ovarial-Ca, sowie anhand von Tätigkeitsbezeichnungen und vollständigen Angaben der Vornamen, die zum Teil auf dem Erhebungsbogen vermerkt waren, konnte dieser Erfassungsfehler entdeckt werden.

   Es wurden Computerausdrucke mit den Initialen und Geburtsdaten der Arbeitnehmer erstellt und den Werken zugesandt, mit der Bitte, das Geschlecht der Arbeitnehmer anzukreuzen. Ein sehr großes Werk konnte diese Ergänzung der Daten nur durchführen, wenn auch die Personal-Nummern aufgeführt wurden. Da diese aber nicht maschinell erfaßt waren, sondern nur auf den Erhebungsbogen dieses Werkes standen, mußten sie zusätzlich handschriftlich nachgetragen werden.

2. Fehlende Daten, insbesonders fehlende Geburtsdaten und Expositionsdaten sowie fehlende Angaben zur Nationalität wurden per Rechner ermittelt. Computerausdrucke oder die entsprechenden Erhebungsbogen wurden zur Korrektur den Betrieben zugesandt.

3. Aufwendig für die Dokumentation war das Problem, daß von sehr vielen Arbeitnehmern doppelte Erhebungsbogen vorhanden und die Daten somit doppelt erfaßt waren. Dies ergab sich dann, wenn ein Arbeitnehmer innerhalb des Werkes in verschiedenen Betrieben beschäftigt war, da die Werksärzte die Daten der einzelnen Arbeitnehmer betriebsweise hatten erfassen lassen.

4. Im Falle der mehrfachen Erfassung eines Arbeitnehmers mußten die Daten zusammengefaßt werden und die Expositionsdauer war neu zu berechnen. Dieses Problem der doppelten oder mehrfachen Erfassung erwies sich als besonders schwerwiegend, als die Daten der Kontrollgruppe ab Januar 1977 dokumentiert wurden. Denn durch die betriebsweise Erfassung wurden die Daten vieler Arbeitnehmer, die sowohl in VC-herstellenden als auch in anderen Betrieben innerhalb eines Werkes beschäftigt waren, gleichzeitig in beiden Gruppen aufgenommen. Mit Hilfe des Rechners mußte eine Überprüfung des gesamten Datenmaterials anhand der Initialen und der Geburtsdaten erfolgen.

   In einem großen Werk wurden die Daten der meisten Arbeitnehmer der Kontrollgruppe bis zu viermal erfaßt. Trotz der Vereinbarung, das Datenmaterial im erforderlichen Umfang zu überarbeiten, wurden die Daten lediglich hinsichtlich des Follow-ups vervollständigt, aber nicht pro Arbeitnehmer zusammengefaßt.

5. Weiterhin führten die Werke die erforderlichen Korrekturen und die
   Vervollständigung des Follow-ups nur sehr zögernd durch. Die Rück-
   sendung des Datenmaterials erfolgte in großen Zeitabständen.

Anläßlich eines geforderten Zwischenberichts über die Studie im April
1977 wurde eine weitere Auswertung der Daten der exponierten Gruppe
durchgeführt. Für die Kontrollgruppe war dies noch nicht möglich, da
der Prozentsatz der fehlenden Todesursachen mit 22 % noch etwa doppelt
so hoch war wie bei der Gruppe der VC-exponierten Arbeitnehmer. Listen
mit den Daten der Verstorbenen, deren Todesursache noch zu ermitteln
war, sollten auch hier den Werksärzten die Arbeit erleichtern.

Die Beschaffung der Totenscheine stellte sich als ein besonderes Problem dar, weil einerseits die Aufbewahrungspflicht für Totenscheine in
der Bundesrepublik nur 5 Jahre beträgt und viele Totenscheine daher
nach Ablauf dieser Frist vernichtet waren, andererseits weil sich die
Gesundheitsämter in Nordrhein-Westfalen vielfach auf einen Erlaß des
Landesministeriums für Arbeit, Gesundheit und Soziales über die Geheim-
haltungspflicht beriefen und die Herausgabe der Totenscheine verweiger-
ten. Mit Hilfe des Ministeriums wurde dann ein Verfahren eingeführt,
das die Anonymität der Verstorbenen gewährleistete. Dies führte allerdings wieder zu Mißverständnissen, so daß uns z.B. in zwei Fällen Foto-
kopien von Totenscheinen zugesandt wurden, ohne Angabe des Namens oder
der Initialen des Verstorbenen, wodurch eine Zuordnung zu einem Erhebungsbogen unmöglich wurde.

Im Juni 1977 schien das Datenmaterial soweit korrigiert und vervollständigt zu sein, daß die abschließende Auswertung sowohl der Daten der
VC-exponierten Arbeitnehmer als auch der Kontrollgruppe erfolgen sollte. Teilweise wurde die Auswertung mit Hilfe des Rechners durchgeführt,
teilweise manuell wie z.B. die Auszählung der Todesursachen nach bestimmten Gruppen der ICD.

Die Auswertung stand kurz vor ihrem Abschluß, als sich herausstellte,
daß ein Werk die Gruppe derjenigen VC exponierter Arbeitnehmer, die zum
Stichtag, dem 31.12.1974, noch im Werk beschäftigt waren, nicht erfaßt
hatte. Daher mußte die Auswertung der Exponiertengruppe um weitere 2
Monate verschoben werden.

Die Mortalitätsstudie sollte fortgesetzt werden mit der Berechnung des
Mortalitätsrisikos bei Arbeitnehmern, die in der PVC Weiterverarbeitung
tätig waren. Zwei der bereits an der Studie beteiligten Werke sollten
das Datenmaterial liefern.

Im Rahmen der Erfassung dieser Gruppe stellten die Mitarbeiter des einen Werkes fest, daß ein großer Teil der Daten der Gruppe der nicht
VC-exponierten Arbeitnehmer bei der Erfassung übersehen worden war.
Somit wurde die Auswertung vom Juni 1977 hinfällig. Nachträglich wurden
diese Daten erhoben, das bisherige Datenmaterial korrigiert und ergänzt
und eine neue Auswertung durchgeführt, die im Februar 1978 abgeschlossen wurde. Im März 1979 mußten die Auswertungen der Daten der VC-exponierten Arbeitnehmer und der Kontrollgruppe nochmals überarbeitet werden, da die Ergebnisse der Studie von den Ergebnissen ausländischer
Studien auffällig abwichen. Als Ursache stellte sich ein Programmfehler
heraus, dessen Korrektur dann erneute Auswertungen erforderte.

Im übrigen bestätigte das Ergebnis der Studie nicht nur die Annahme, daß Vinylchlorid im erhöhten Maße zu Malignomen der Leber führen könnte, sondern es zeigte auch, daß das Mortalitätsrisiko für bösartige Neubildungen der Verdauungsorgane (ICD 150-159) und für Malignome des lymphatischen und hämatopoetischen Systems (ICD 200-209) erhöht war.

Die Probleme, die sich im Verlauf der Durchführung dieser Studie immer wieder ergaben, waren in erster Linie darauf zurückzuführen, daß für die Datenerhebung in den Werken Hilfskräfte eingesetzt wurden, denen das Datenmaterial nicht genügend bekannt, und die nicht ausreichend informiert und angeleitet waren, oder daß die Mitarbeiter der Betriebe diese Tätigkeiten neben ihrer eigentlichen Arbeit erledigen mußten. Auch dann war in der Regel die Einarbeitung unzureichend. Der Erhebungsbogen selbst war nicht so eindeutig aufgebaut, daß er in sich genügend Anleitung für die Datenerfassung geboten hätte.

Um die Schwierigkeiten bei der Dokumentation im Rahmen einer solchen Studie auf ein Minimum zu reduzieren, sollten speziell für die Datenerhebung Mitarbeiter eingesetzt werden, die ausreichend informiert und eingearbeitet sind. Hilfskräfte, die für Rückfragen nicht mehr zur Verfügung stehen und denen der Überblick über das Basismaterial fehlt, sollten nach Möglichkeit nicht beauftragt werden.

Ein Erhebungsbogen für die Datenerfassung mit einem eindeutigen Aufbau und genauen Ausfüllanweisungen würde eine weniger fehlerhafte Datenerfassung begünstigen und die Dokumentation des Datenmaterials erheblich erleichtern.

Literatur

W. REINL, H. WEBER, E. GREISER:
Epidemiologische Studie über die Sterblichkeit Vinylchlorid-exponierter Arbeiter in der Bundesrepublik Deutschland.
Vortrag: Fifth International Conference on Occupational Health in the Chemical Industry, San Francisco, California, 1977

M. LÜCKING, E. GREISER:
Dokumentationsprobleme bei einer Mortalitätsstudie aus dem Gebiet der Arbeitsmedizin.
Vortrag: 4th European Conference on Medical Records, Heidelberg, 1978

CHRONOLOGIE DER VC-MORTALITÄTSSTUDIE UND DER AUFTRETENDEN DOKUMENTATIONSPROBLEME

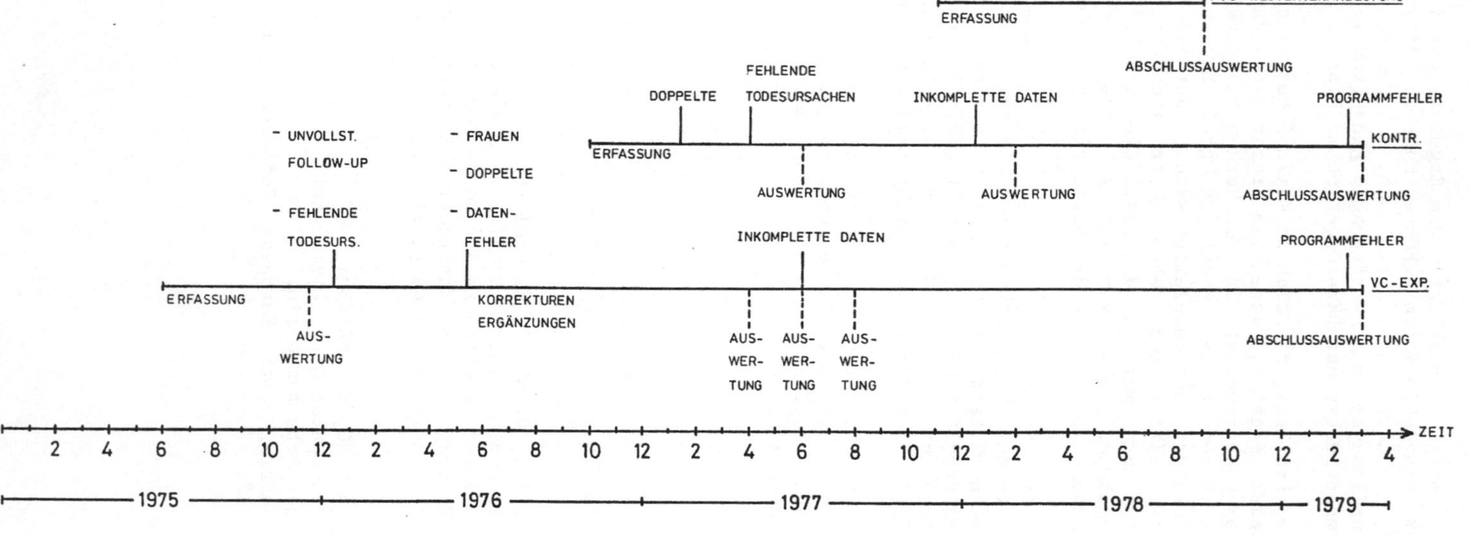

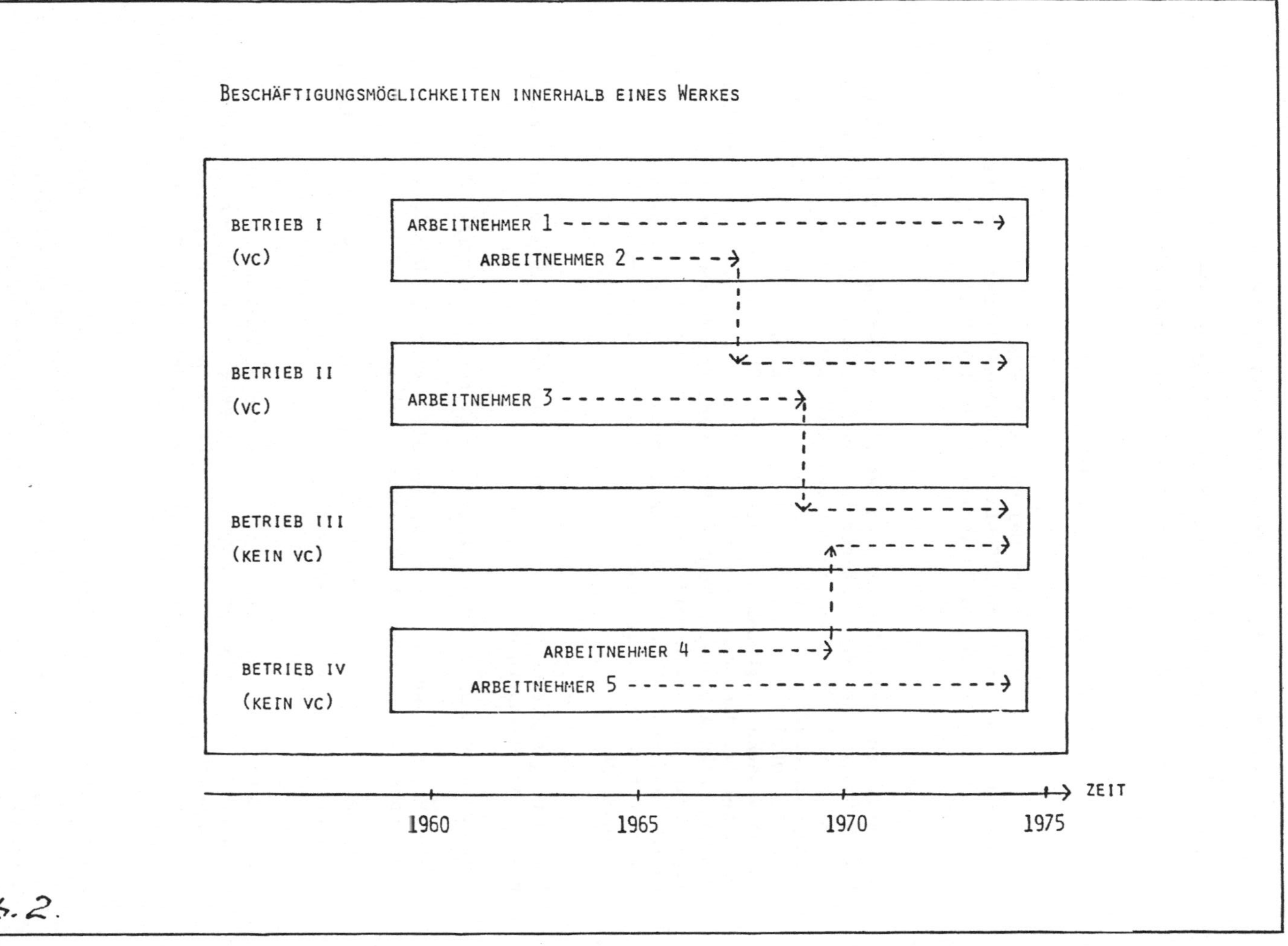
BESCHÄFTIGUNGSMÖGLICHKEITEN INNERHALB EINES WERKES
BETRIEB I
(VC)
ARBEITNEHMER 1
ARBEITNEHMER 2
BETRIEB II
(VC)
ARBEITNEHMER 3
BETRIEB III
(KEIN VC)
BETRIEB IV
(KEIN VC)
ARBEITNEHMER 4
ARBEITNEHMER 5
ZEIT
1960
1965
1970
1975
Abb. 2.

```
**************************************************
*                                                *
*    Datenverarbeitung im medizinischen Labor    *
*                                                *
**************************************************
```

von

Rita Maischberger, MDA
Blutspendezentrale des DRK-Blutspendedienstes Baden-Württemberg
Oberer Eselsberg 10, D-7900 Ulm

Die Blutspendezentrale Ulm des DRK-Blutspendedienstes Baden-Württemberg versorgt die Krankenhäuser in einem weiten Teil Baden-Württembergs mit Blut und Blutprodukten. Dazu hält sie im entsprechenden Gebiet Blutspendetermine ab. Einem Spender, der zu einem solchen Termin erscheint, wird neben der eigentlichen Spende auch noch Blut für Untersuchungszwecke abgenommen. Untersuchungsröhrchen, Blutspende und ein Spenderblatt, das Anamnese und Personalien des Spenders enthält, bekommen dann eine gemeinsame Nummer. Erst wenn die Ergebnisse einiger wichtiger Untersuchungen vorliegen, darf die Spende mit der entsprechenden Nummer aufbereitet und an die Krankenhäuser ausgegeben werden, denn es muß sichergestellt sein, daß nur das Blut gesunder Spender zur Transfusion gelangt.

Die durchgeführten Untersuchungen, die der Erkennung von Krankheiten bei den Blutspendern dienen, sind

- die Untersuchung auf das Treponema pallidum, den Erreger der Lues,

- die Hbs-Antigen-Untersuchung, die einen sicheren Nachweis für die im Blutspendewesen gefürchtete Hepatitis B bietet und

- die Untersuchung auf erhöhte Transaminasenwerte, die auf eine Lebererkrankung des Spenders hindeuten.

Der andere wichtige Teil der Untersuchungen sind die Feststellung der Blutgruppe und evtl. vorhandender irregulärer Antikörper. Aus Sicherheitsgründen wird die Blutgruppe bei Erstspendern zweimal bestimmt; bei Mehrfachspendern wird die aktuelle Blutgruppenbestimmung mit den Ergebnissen bei früheren Spenden verglichen.

Unsere Labors sind zum großen Teil automatisiert und täglich sind etwa 300 Blutspenden zu untersuchen. Die Hbs-Antigen-Untersuchung wird von zwei Gamma-Countern ausgeführt, die Transaminasenbestimmung von einem Enzymautomaten und auch die Blutgruppenbestimmung soll in Kürze durch einen Blutgruppenbestimmungsautomaten ausgeführt werden. Durch den online-Anschluß dieser Geräte an eine EDV-Anlage zur Labordatenverarbeitung kann das Labor-Personal von zeit- und fehleranfälligen Dokumentations- und Vergleichsarbeiten befreit werden.

Meine Aufgabe ist es, die Datenverarbeitung in der Blutspendezentrale einzuführen und die erforderlichen Programme unter Anleitung eines externen Gutachters zu erstellen. Wir arbeiten mit einem Prozessrechner der Firma Data General und als Programmiersprachen stehen uns FORTRAN und BASIC zur Verfügung.

Zunächst müssen von jedem Spender einige wichtige Daten auf den Rechner übernommen werden. Das ist, soweit es sich um einen Mehrfachspender handelt, die Blutgruppe aus dem Spenderpaß, die ja dann mit dem Ergebnis der aktuellen Bestimmung verglichen werden muß, dann das Geschlecht und schließlich müssen auch bestimmte aus der Anamnese des Spenders hervorgehende Hinweise auf die Verwendbarkeit der Spende erfaßt werden. Um diese Eingaben möglichst schnell und möglichst fehlerfrei zu machen, enthält die Spenderkarte Barcode-Markierungen. Die beim Blutspendetermin markierten Barcode-Felder werden mit einem Lesestift erfaßt. Der Barcode ist ein Strichcode, der heute auch in Kaufhäusern als Codierung für Artikel-Nummern und Preise immer häufiger Anwendung findet. Er zeichnet sich gegenüber den maschinenlesbaren Klarschriften OCR-A und OCR-B durch seine hohe Lesesicherheit aus und ist auch bei einem gewissen Verschmutzungsgrad noch lesbar.

Das Konzept der Laborautomatisierung möchte ich am Beispiel der Transaminasenbestimmung näher erläutern. Die Proben werden in der Reihenfolge der Spendennummer in einen Automaten der Firma Eppendorf eingegeben. Die ganze weitere Untersuchung verläuft vollautomatisch.

Bisher wurden die Ergebnisse nach Abschluß jeder einzelnen Untersuchung von einem Drucker ausgegeben. Das Laborpersonal mußte nun die Zuordnung von Ergebnis und Spendennummer vornehmen und anhand von einigen mit jedem Einzelergebnis ausgedruckten Kontrollparameter abklären, ob die Untersuchung durch technische Fehler beeinträchtigt war und wiederholt werden mußte. War dies nicht der Fall, so war zu prüfen, ob es sich um einen erhöhten Wert handelt. Dazu mußte in der Spenderkarte nachgeschlagen werden, ob der Spender männlich oder weiblich ist, da die Toleranzgrenzen bei Männern und Frauen unterschiedlich sind. War der Wert erhöht, so mußte dies notiert werden, wobei nochmals zu unterscheiden ist, ob es sich um einen erhöhten oder einen stark erhöhten Wert handelt. Spenden, bei denen ein erhöhter Wert festgestellt wurde, dürfen zu keinem anderen Blutprodukt als zu Albumin verarbeitet werden, bei stark erhöhten Werten wird zusätzlich der Spender benachrichtigt, damit er sich, falls eine Leberkrankheit vorliegt, möglichst frühzeitig in Behandlung begeben kann. Schließlich waren auffällige Befunde in die Spenderkarte einzutragen. Alle diese Arbeiten können durch den online-Anschluß und das im Labor aufgestellte Terminal entfallen. Die Spendennummer und das Geschlecht des Spenders sind der EDV-Anlage bereits über den Barcode-Leser bekannt. Der Rechner übernimmt die Werte des Eppendorf-Automaten und speichert sie unter der jeweiligen Spendennummer in der Tagesdatei ab, kontrolliert anhand der ebenfalls on-line übernommenen Kontrollparameter den fehlerfreien Ablauf der Untersuchung und überprüft, ob der Transaminasenwert im Toleranzbereich liegt. Auf Anforderung wird eine Liste herausgegeben mit den Nummern aller Proben, für die eine Wiederholung angezeigt ist.

Darüberhinaus kann die Laborantin wie bisher jede Untersuchung wiederholen, an deren Ergebnis sie aus irgendwechen anderen Gründen zweifelt. Weiter kann sie Identifikationsnummer und Transaminasenwert über das Terminal eingeben, was vor allem dann Anwendung finden wird, wenn der Rechner für kurze Zeit ausgefallen war, der Automat in dieser Zeit aber Werte geliefert hat und diese auf dem Druckerprotokoll ausgegeben wurden, oder aber wenn bei einem Ausfall des Automaten, die Untersuchungen manuell gemacht werden müssen.

Auch in den anderen Labors, in denen ein Automat on-line mit dem Rechner verbunden ist, ist jeweils ein Terminal aufgestellt. Über diese Terminals kann jedes Labor die Nummern der Blutspenden eingeben, die es gerade bearbeitet, und zwar in der Reihenfolge mit der die Proben vom Automaten untersucht werden. Weiter bietet das Terminal Möglichkeiten, den Arbeitsablauf im Labor trotz der on-line-Verbindung zum Rechner möglichst komfortabel und flexibel zu gestalten.

Es gibt die Möglichkeit, sich verschiedene Listen ausgeben zu lassen, man kann Verschiebungen vornehmen oder auch die Untersuchungen für kurze Zeit unterbrechen. Im Lues-Labor, in dem bei uns z.Zt. durch einen nur manuell ausführbaren Test Daten von Hand erfaßt werden müssen, steht ebenfalls ein Terminal zur Verfügung. Um hier die Zahl der Eingaben möglichst gering zu halten, werden nur die auffälligen Befunde eingegeben. Wenn ein Labor dem Rechner meldet, daß keine weiteren Proben zur Untersuchung anstehen, erfolgt der Ausdruck des Tagesprotokolls für dieses Labor. Sobald alle Labors ihre Arbeit beendet haben, wird eine Liste ausgegeben, die für die Produktion bestimmt ist und die die Identifikationsnummern der Blutspenden enthält, die nicht uneingeschränkt verwendbar sind mit dem Hinweis, ob und wozu sie verwendet werden dürfen. Für Spenden, die uneingeschränkt verwendbar sind, wird ein Etikett ausgegeben, auf dem Blutformel und Identifikationsnummer vermerkt sind. Dieses Etikett ist für den Blutbeutel bestimmt. Für die Spenderkarte wird ein anderes Etikett ausgegeben, auf ihm sind neben Spendennummer und Blutformel alle Untersuchungsergebnisse vermerkt, womit der gesamte Untersuchungsablauf auf dem Spenderblatt dokumentiert ist.

Deuten Befunde auf eine ernsthafte Erkrankung von Spendern hin, so erhalten die betroffenen Blutspender eine Mitteilung. Dazu wird anschließend noch eine Liste ausgegeben mit den Nummern der Spenden, bei denen eine schriftliche Benachrichtigung des Spenders erforderlich ist. Nachdem der Inhalt der Tagesdatei für wissenschaftliche Auswertungen auf Magnetband gesichert worden ist, kann sie dann gelöscht werden.

Die Vorteile der Labordatenverarbeitung in der Blutspendezentrale sind vielfältig. Der wichtigste Punkt ist sicherlich, daß die Anzahl der manuellen Datenübertragungen und damit die Anzahl der Übertragungsfehler verringert wird. Solche Fehler sind im Blutspendedienst besonders gefürchtet, denn wenn durch eine Reihe von unglücklichen Zufällen mehrere Fehler zusammentreffen, können sie fatale Folgen haben. Zur Erhöhung der Sicherheit trägt bei Mehrfachspendern auch der maschinelle und damit objektive Vergleich zwischen der aktuellen Bestimmung der Blutformel und der über Barcode und Lesestift erfaßten früheren Bestimmung bei. Ein weiterer Vorteil ergibt sich für den organisatorischen Ablauf der Blutspendezentrale, so z.B. ist der Umlauf aller Blutspendekarten durch alle Labors weggefallen.

Außerdem stand bisher eine Spende immer erst dann zur Verfügung, wenn alle Labors ihre Arbeit beendet hatten. Zwischenfragen nach einer Spende mit einer seltenen Blutformel konnten nicht rasch beantwortet werden. Solche Fragen lassen sich durch die EDV ohne größere Probleme zu jedem beliebigen Zeitpunkt sofort beantworten. Wichtig ist weiterhin, daß jetzt alle Daten maschinenlesbar gespeichert sind und nicht nur - wie bisher - die auffälligen Befunde. Das ist immer dann wichtig, wenn es zu einem Transfusionszwischenfall kommt und eine Blutspende angeschuldigt wird, sie hätte beim Empfänger eine Krankheit ausgelöst. Aus den vollständig gespeicherten Laborbefunden können auch epidemiologische Aussagen gewonnen und Verschiebungen der Normbereiche erkannt werden.

Ein wichtiges Problem der Blutspendezentrale, der gezielte Zugriff unter verschiedenen Gesichtspunkten auf eine langfristige Spender- und Spendendatei, wird durch die Labordatenverarbeitung nicht gelöst. Auch ist der Arbeitsaufwand, diese Dateien auf konventionelle Art und Weise zu führen, zu groß. Dadurch stehen Daten, die früher ermittelt wurden nicht mehr zur Verfügung, mit Ausnahme der im Blutspenderpaß eingetragenen Blutformel und der dort verzeichneten irregulären Antikörper. Um die gewonnenen Ergebnisse auch später einmal jederzeit verfügbar zu haben, sieht die Blutspendezentrale die Labordatenverarbeitung als Vorstufe zu einem größeren Rechner zur Datenhaltung an.

```
******************************************
*                                        *
*    Datenverarbeitung im Krankenhaus    *
*                                        *
******************************************
```

von

Bruno Hesseling, MDA
Krankenhaus Bethanien, Abt. EDV
Bethanienstr. 1, D-4130 Moers

Ich arbeite seit neun Monaten im Krankenhaus Bethanien in Moers, einer
Stadt am linken Niederrhein. Es handelt sich um ein freigemeinnütziges
Akutkrankenhaus der Regelversorgung mit 500 Betten. Es ist strukturiert
in fünf Abteilungen mit insgesamt 25 Stationen, die von 14 Leistungsstellen bedient werden.

Seit 1973 entwickelt eine sieben-köpfige Projektgruppe im Rahmen des
vom Bundesminister für Forschung und Technologie getragenen Zweiten
Datenverarbeitungs-Förderungsprogramms ein klinisches Kommunikationssystem. Ziel des klinischen Kommunikationssystems ist es, den Informa-
tionsfluß im Krankenhaus sicherer, einfacher und aktueller abzuwickeln
und den Leistungsvollzug im Krankenhaus wirksam zu unterstützen und
wirtschaftlicher durchzuführen. Ein dialogfähiges, magnetplattenorien-
tiertes Computersystem schafft die Voraussetzungen dafür, daß alle relevanten Daten an beliebigen Stellen des Hauses einem autorisierten
Benutzerkreis jederzeit zur Verfügung stehen.

Während die Entwicklungsmannschaft im Krankenhaus Bethanien die Anwen-
derprogramme in C-BASIC mit der aktiven Mitarbeit der Ärzte, Kranken-
schwestern und dem technischen Personal schuf, lieferte die Firma Dietz
Hardware und Systemsoftware. Die Hardware besteht aus einem 621 X 2
Doppelprozessorsystem mit je 256 KByte Kernspeicher. Zwei 60 MByte-
Platten beinhalten die verschiedenen Dateien und die Datenbank mit den
Patientendaten. Eine 9.6 MByte-Platte hält die Programme bereit. Daneben verwalten die beiden Zentraleinheiten 20 Bildschirm-Terminals in
den Abteilungen. Wir arbeiten mit einem eigenen 621-Rechner mit vier
9.6 MByte-Platten und testen damit unsere Programme unabhängig vom ech-
ten Betrieb.

Das Kommunikationssystem ist seit November 1978 soweit entwickelt, daß
10 Stationen und 7 Leistungsstellen mit dem System arbeiten. In der
Praxis sieht das so aus, daß der aufzunehmende Patient von der Zentra-
len Aufnahme aufgenommen und der Bestimmungsstation zugewiesen wird.
Diese weist dem Patienten mittels Computer ein freies Bett zu. Das Auf-
nahmeprogramm legt in den Dateien für diesen Patienten alle später be-
nötigten Speicherbereiche an. Gleichzeitig erhält das Archiv den Auf-
trag, die alte Krankenakte herauszusuchen bzw. eine neue Akte anzule-
gen.

Zur Wiedergabe der gespeicherten Daten steht in jedem der 250 Zimmer
des Krankenhauses ein Fernsehgerät. Damit können die Patienten außerdem
das normale Fernsehprogramm und eventuell krankenhausinterne Informa-
tionssendungen per Videoaufzeichnung, etwa zur Diabetesberatung, em-
pfangen.

Bei der Visite erscheint, sobald die Schwester eine Handtastatur an den
Fernsehapparat angeschlossen hat, auf der Mattscheibe die Fieberkurve
des Patienten. Der Arzt übersieht auf dem Fieberkurvenhauptbild alle
relevanten Daten. Werte, die im Normalbereich liegen, treten dabei optisch hinter pathologischen Werten durch ihre Plazierung innerhalb des
Bildes zurück oder indem verschiedene Anzeigenmöglichkeiten verwendet
werden: weiße, graue oder schwarze Schrift auf schwarzem, weißem oder
grauem Grund. Detaillierte Informationen zu bestimmten Angaben kann
sich der Arzt per Knopfdruck aus weiteren 12 Bildschirm-Formularen
holen. Beispielsweise enthält das Basisformular maximal nur 2 Laborwerte zu einer Analyse oder es gibt Auskunft, ob eine Röntgenaufnahme gemacht wurde und ob sie schon befundet ist. Alle Laborwerte seit Beginn
des Krankenhausaufenthaltes oder den ausführlichen Röntgenbefund halten
spezielle Bildschirm-Formulare bereit.

Der Arzt erteilt seine Therapieanweisungen, die von der Schwester notiert werden, oder er spricht sie auf ein Diktiergerät. Nach der Visite
überträgt die Schwester alle Anordnungen vom Stationsterminal aus in
die EDV-gespeicherte "Fieberkurve". Aufgrund dieser Angaben druckt der
Computer verschiedene Auftragslisten aus; für das Klinisch-Chemische
Labor die Arbeits- und Verteilerlisten; für die Röntgenabteilung die
Röntgenscribor und das Röntgenhauptbuch und für die Schwester selbst
die Probenentnahme-Etiketten, den Medikamentenplan und einen Verord-
nungsplan.

Zu Beginn meines Arbeitsverhältnisses wurden neun weitere Stationen
sukzessive angeschlossen. Ich wurde mit der Schulung der Krankenschwe-
stern beauftragt. Die Schwestern wurden einzeln am laufenden System
geschult. Dies war eine mühevolle und sehr viel Geduld fordernde Aufgabe, denn die Schwestern mußten mit dem ihnen fremden Medium EDV vertraut gemacht werden. Die Probleme gingen vom Umgang mit der Schreibma-
schinentastatur, über die Handhabung der Programme bis hin zur Umstellung auf neue unbekannte Organisationsformen, besonders in Bezug auf
Leistungsanforderungen an das Labor und die Röntgenabteilung. Während
ich mir diese Arbeit zu Anfang noch mit zwei Kollegen teilte, übernahm
ich nach 3 Monaten die Betreuung aller Stationen und Leistungsstellen.
Ich wurde zum Mittelsmann zwischen dem Anwender und der EDV-Gruppe.
Dies hieß, bestehende Mängel zu erkennen oder Verbesserungs- und Ände-
rungsvorschläge der Benutzer zu filtern und so aufzubereiten, daß sie
in Programme oder in den häufigeren Fällen in organisatorische Maßnahmen umgesetzt werden konnten. Vor drei Monaten verließ uns ein Kollege
und ich übernahm die Projekte "Leistungs- und Ergebniserfassung". Um
die Arbeiten, die mit dieser Aufgabe verbunden waren, ausüben zu können, mußte ich mich in mehrere Programmkomplexe einarbeiten. Dabei
machte ich die schmerzliche Erfahrung, daß gerade bei diesen Projekten
eine Programm-Dokumentation entweder überhaupt nicht vorlag, oder
schon seit Jahren überholt war. Auch fehlten so elementare Dinge wie
Dateibeschreibungen. In den meisten Fällen hatte ich es mit nackten
Programmlisten zu tun. Im Rahmen dieser Arbeit habe ich wichtige Ände-
rungen in den Programmen vorgenommen und eines der Ergebniserfasspro-
gramme neu geschrieben.

Zur Zeit besteht meine Hauptaufgabe in der Erstellung eines Konzepts
für den on-line-Anschluß der wichtigsten Laboranalysegeräte. Von der
Gesellschaft für Strahlen- und Umweltforschung wurden uns Mikroprozes-
soren der Firma PCS München zur Verfügung gestellt, mit denen der Anschluß realisiert werden soll. Nach der Erstellung des Konzepts soll
mir die Aufgabe der Programmierung der Prozessoren in Assembler zufal-
len.

Bei all diesen Aufgaben kam mir unsere Ausbildung immer wieder zugute.

So konnte ich mich sehr schnell in die Programme einarbeiten, da ich sowohl mit der Programmiersprache vertraut war, als auch die Philosophie, die hinter den Programmen steht, bereits kannte. Beim Umgang mit den Anwendern waren meine medizinischen Kenntnisse und das Wissen um die Problematik des DV-Einsatzes im Krankenhaus stets vorteilhaft.

Auch möchte ich zum Schluß noch erwähnen, daß ich in Bezug auf die Kenntnisse in EDV, die uns hier in Ulm vermittelt wurden, dem Vergleich mit meinen Kollegen, die alle ausgebildete Programmierer mit teilweise langjähriger Berufserfahrung sind, durchaus standhalten konnte.

```
**************************************************
*                                                *
*         Entwicklung einer Berufstypologie      *
*      für die Medizinischen Dokumentationsassistenten      *
*                                                *
**************************************************
```

von

Dr. Hans-Jürgen Friedrich
Staatliche Lehranstalt für Medizinische Dokumentations-Assistenten
der Universität Gießen
Heinrich-Buff-Ring 44, D-6300 Gießen

Innerhalb des vom Bundesministeriums für Forschung und Technologie ge-
förderten Projektes "Weiterentwicklung des Curriculums für Medizinische
Dokumentationsassistenten" wurden ausschnitthaft Tätigkeitsanalysen von
Medizinischen Dokumentationsassistenten durchgeführt. Die Erfassung
erfolgte mit Hilfe der Tagebuchmethode (Selbstaufschreibung) /1/.

Die Befragten wurden gebeten, an vier aufeinanderfolgenden Arbeitstagen
so spezifisch wie möglich stündlich ihre augenblickliche Tätigkeit zu
fixieren. Sie sollten dabei zwischen Haupt- und Nebentätigkeit diffe-
renzieren. Die Basis für die Auswertung war n = 118. Für die Auswertung
wurde ein Klassifikationsschema entwickelt.

Die insgesamt 193 verschiedenen Tätigkeiten wurden in 6 Gebiete einge-
ordnet und anschließend zu 47 Tätigkeitsgruppen zusammengefaßt. Innerhalb dieser Tätigkeitsgruppen wurde eine Rangreihe nach Häufigkeiten
erstellt. Eine Wiedergabe dieser Ergebnisse findet sich in /2/.

In Tab. 1 sind noch einmal die Hauptgruppen aufgeführt.

Diese ersten Ergebnisse weisen auf eine Verschiebung der MDA-Tätigkeit
in Richtung EDV und Organisation hin. Auf dem EDV-Gebiet herrscht allerdings nicht die Programmiertätigkeit vor, sondern es wird zunehmend
der Werkzeugcharakter der EDV deutlich. Programmpflege und Anwendung
von bestehenden Programmsystemen stehen im Vordergrund.

Die organisatorischen Tätigkeiten sind weitgehend im Sinne von Informationsmanagement und Informationsorganisation zu verstehen. Um diese
Ergebnisse abzusichern, wurde in einer zweiten Phase eine Zeitanteils-
analyse in Angriff genommen. Eine strukturelle Abweichung von den Ergebnissen der Häufigkeitsanalyse konnte nicht festgestellt werden.

Die Rangfolge von Tätigkeitsgruppen wird in Tab. 2 wiedergegeben.

Tab. 1: <u>TÄTIGKEITEN GEORDNET NACH GEBIETEN</u>

I. <u>EDV</u>

   I : Benutzung der verfügbaren Sofware- und Hardware-Systeme
   J : Programmieren
   K : Programmpflege i.w.S.
   L : Programmdokumentation

II. <u>ORGANISATION</u>

   O : Informationsaustausch (Informationsmanagement i.w.S.)
   P : Ablauforganisation

III. <u>KLINISCHE DOKUMENTATION</u>

   F : Basisdokumentation
   G : Medizinische Datenerfassung
   H : Archivarbeit

IV. <u>MEDIZINISCHE LITERATURDOKUMENTATION</u>

   A : Erwerben von Dokumenten
   B : Formales Erfassen und Vermitteln von Dokumenten
   C : Inhaltliches Erschließen von Dokumenten
   D : Literaturrecherche
   E : Reprographie

V. <u>BIOSTATISTIK</u>

   M : Planung und Beratung biostatistischer Arbeiten
   N : Aufbereitung und Präsentation biostatistischer Daten

VI. <u>SONSTIGES</u>

   Q : Büroarbeit und Weiterbildung

Tab. 2: <u>TÄTIGKEITEN IN RANGFOLGE NACH ZEITANTEILEN</u>

<u>Tätigkeiten</u>	<u>rel.Häufigkeit</u> bezogen auf Gesamtstunden	<u>Beispiele für</u> <u>die Tätigkeiten</u>
O Informationsaustausch (Inform.Management i.w.S.)	12.0 %	'Konferenz im Hause'
I Benutzung d.verfügbaren Software- u.Hardware- Systeme	11.5 %	'Über Datenbank Anfrage zur Basisdokumentation beantworten'
K Programmpflege	10.7 %	'Zusammenstellen eines Testdatensatzes'
F Basisdokumentation	8.5 %	'Verschlüsseln von Epi- krisenblättern m.Hilfe v.Immichs Diagnosen- schlüssel'
N Aufbereitung u.Präsentat. biostatist.Daten	7.8 %	'Erstellung eines Histo- gramms u.einer Über- sichtstab.d.Ergebnisse'
J Programmieren	7.3 %	'Schreiben eines Programms'
Q Sonstiges (Büroarbeit u.Weiterbildung)	5.8 %	'Studium d.Handbuchs für Tischrechner'
P Ablauforganisation	5.5 %	'Arbeitsplan für diese Woche aufstellen'
L Programmdokumentation	4.4 %	'Dokumentation: Angaben üb.Name,Träger u.Inhalt der Datei'
G Medizinische Datenerfassung	4.3 %	'Mitarbeit in der Tumor- sprechstunde,Erfassung von Daten u.Befunden'
B Formales Erfassen u.Ver- mitteln v.Dokumenten	4.0 %	'Katalogisieren von neuen Büchern'
C Inhaltliche Erschließung von Dokumenten	3.7 %	'Sonderdrucke durchlesen u.Schlagworte vergeben
E Reprographie	3.7 %	'Kopieren v.Fragebögen'
D Literaturrecherche	3.6 %	'Relevanzprüfung mehre- rer Literatursuchen in Datenbanken'
A Erwerbung von Dokumenten	3.2 %	'Buchbestellung'
M Planung u.Beratung bei biostat.Arbeiten	1.9 %	'Versuchsplanung,Ände- rung in Abstimmung mit den betr. Personen'
H Archivarbeit	<u>1.9 %</u>	'Ablage von alten Be- gleitzetteln'
	100.0 %	

In der anschließend vorgenommenen Informationsreduktion wurde von 1949 erfaßten Stunden aus 62 ausgewählten Tagebüchern ausgegangen. Es konnte eine Typologie des MDA-Berufes herausgearbeitet werden. Die dabei verwendete Methode wurde der Single-Linkage-Cluster-Analyse angelehnt und manuell durchgeführt. Jede angegebene Tätigkeit wurde klassifiziert und nach ihrem Zeitverbrauch in eine Rangreihe gebracht. Fielen die ersten drei Tätigkeiten in eines der Gebiete (vgl. Tab 1), wurde dieser Medizinische Dokumentationsassistent der betreffenden Gruppe (Typus) zugeordnet.

Es ergaben sich drei "reine" inhaltsbestimmte Typen:

8 Medizinische Dokumentationsassistenten sind überwiegend in der <u>Literaturdokumentation</u> tätig (Abb. 1)

Die Tätigkeiten aus den betreffenden Gebieten, nach dem der MDA-Typus seinen Namen erhielt, sind graphisch hervorgehoben worden. Gebietsfremde Tätigkeiten sind schraffiert dargestellt.

Die Tätigkeitsschwerpunkte des Typus Literaturdokumentation liegen in der formalen Erfassung und der Vermittlung von Dokumenten sowie in der Literaturrecherche und dem Erwerben von Dokumenten.

5 Medizinische Dokumentationsassistenten sind überwiegend in der <u>Basisdokumentation</u> tätig. Ihr Profil zeigt Abb. 2.

Hier bilden die Medizinische Datenerfassung, die eigentliche Basisdokumentation und die Archivarbeit die für diesen Typ charakteristischen Arbeitsschwerpunkte.

16 Medizinische Dokumentationsassistenten sind überwiegend als <u>Programmierer</u> (in der EDV) tätig (Abb. 3).
Es sei an dieser Stelle noch einmal herausgehoben, daß bei den EDV- Tätigkeiten erst an dritter Stelle die eigentliche Programmiertätigkeit steht. Programmpflege und Benutzung bestehender Systeme stehen dieser Tätigkeit voran.

Nicht immer war auf die oben genannte Weise eine Zuordnung zu einem reinen Typ möglich. Verteilen sich die Tätigkeitsschwerpunkte auf zwei oder mehr Gebiete sprechen wir von einem "gemischten Typus". Es treten nicht alle möglichen Kombinationen auf, sondern lediglich zwei:

Zum einen ein Typ mit den Haupttätigkeiten im <u>Bereich EDV und Statistik.</u> (Abb. 4).

Hiermit werden hauptsächlich die Benutzung von vorhandener Software sowie Tätigkeiten im Umfeld der Datenvor- und -nachbereitung genannt. Zudem nehmen Programmpflege und Programmierung statistischer Tests einen großen Raum ein.

Eine Kombination von EDV (im weiteren Sinne Programmieren) mit z.B. Literaturdokumentation und Klinischer Dokumentation oder auch Organisation findet sich nicht. Auf diesen Gebieten werden vornehmlich Standardsysteme benutzt. Medizinische Dokumentationsassistenten sind hier nicht an der Entwicklung von Programmen beteiligt.

Typ I : Literaturdokumentation in Spezialbibliotheken

A : Erwerben von Dokumenten
B : Formales Erfassen und Ermitteln von Dokumenten
C : Inhaltliches Erschließen von Dokumenten
D : Literaturrecherche
E : Reprographie
F : Basisdokumentation
G : Medizinische Datenerfassung
H : Archivarbeit
I : Benutzung der verfügbaren Software- und Hardware-Systeme
J : Programmieren
K : Programmpflege i.w.S.
L : Programmdokumentation
M : Planung und Beratung biostatistischer Daten
N : Aufbereitung und Präsentation biostatistischer Daten
O : Informationsaustausch (I.-management i.w.S.)
P : Ablauforganisation
Q : Büroarbeit und Weiterbildung

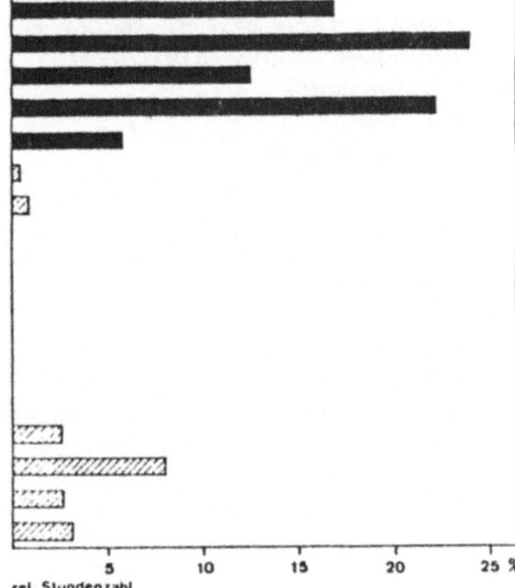

Abb. 1

Typ II : Basisdokumentation

A : Erwerben von Dokumenten
B : Formales Erfassen und Ermitteln von Dokumenten
C : Inhaltliches Erschließen von Dokumenten
D : Literaturrecherche
E : Reprographie
F : Basisdokumentation
G : Medizinische Datenerfassung
H : Archivarbeit
I : Benutzung der verfügbaren Software- und Hardware-Systeme
J : Programmieren
K : Programmpflege i.w.S.
L : Programmdokumentation
M : Planung und Beratung biostatistischer Daten
N : Aufbereitung und Präsentation biostatistischer Daten
O : Informationsaustausch (I.-management i.w.S.)
P : Ablauforganisation
Q : Büroarbeit und Weiterbildung

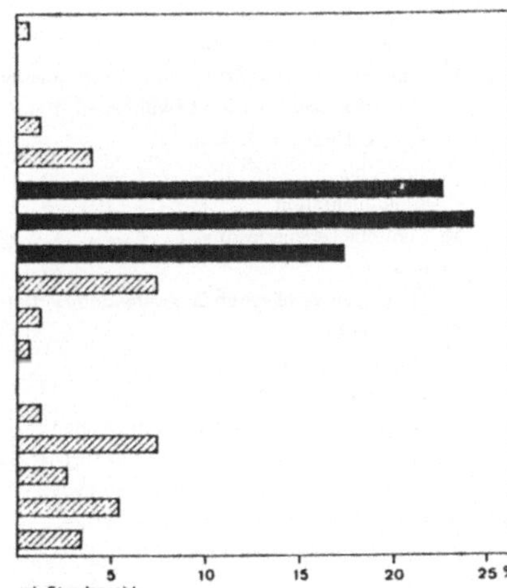

Abb. 2

Typ III : Programmierer

A : Erwerben von Dokumenten
B : Formales Erfassen und Ermitteln von Dokumenten
C : Inhaltliches Erschließen von Dokumenten
D : Literaturrecherche
E : Reprographie
F : Basisdokumentation
G : Medizinische Datenerfassung
H : Archivarbeit
I : Benutzung der verfügbaren Software- und Hardware-Systeme
J : Programmieren
K : Programmpflege i.w.S.
L : Programmdokumentation
M : Planung und Beratung biostatistischer Daten
N : Aufbereitung und Präsentation biostatistischer Daten
O : Informationsaustausch (I.-management i.w.S.)
P : Ablauforganisation
Q : Büroarbeit und Weiterbildung

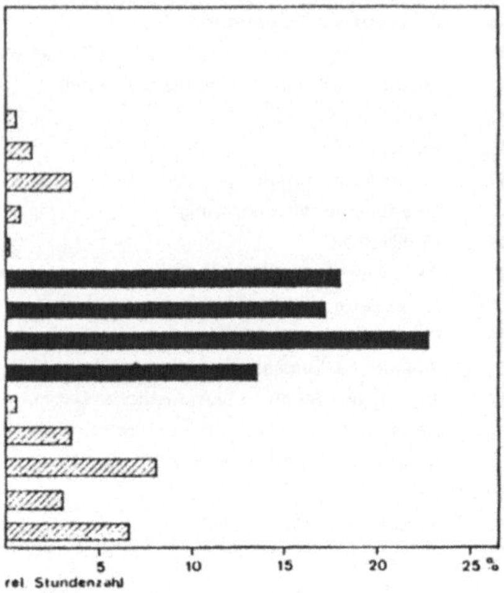

Abb. 3

Typ IV : Mischtyp EDV und Statistik

A : Erwerben von Dokumenten
B : Formales Erfassen und Ermitteln von Dokumenten
C : Inhaltliches Erschließen von Dokumenten
D : Literaturrecherche
E : Reprographie
F : Basisdokumentation
G : Medizinische Datenerfassung
H : Archivarbeit
I : Benutzung der verfügbaren Software- und Hardware-Systeme
J : Programmieren
K : Programmpflege i.w.S.
L : Programmdokumentation
M : Planung und Beratung biostatistischer Daten
N : Aufbereitung und Präsentation biostatistischer Daten
O : Informationsaustausch (I.-management i.w.S.)
P : Ablauforganisation
Q : Büroarbeit und Weiterbildung

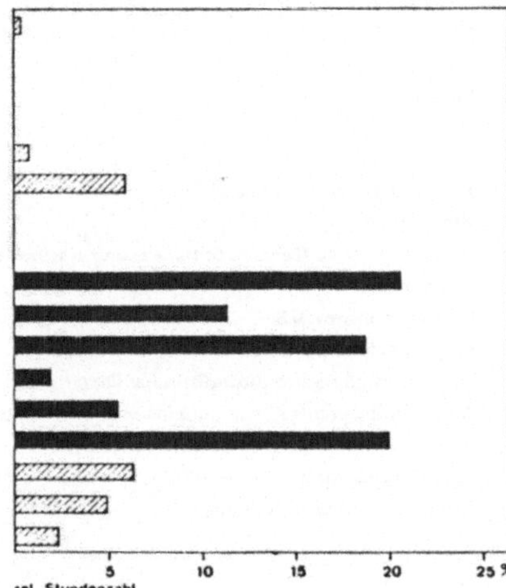

Abb. 4

Zum andern läßt sich ein Typus herausarbeiten, der als "Allround- Typ" zu bezeichnen wäre. Dies sind 8 Medizinische Dokumentationsassistenten, die Tätigkeitsschwerpunkte in mehreren Gebieten aufweisen. Bei näherer Untersuchung dieses Typus (V) zeigt sich deutlich, daß hier nicht die inhaltlichen Gebiete Kennzeichnungselemente sind, sondern daß dieser Typus im allgemeinen Sinne als Manager (Katalysator, Koordinator, wichtiges Verbindungsglied zwischen Leitungs- und Ausführungsebene) aufzufassen ist. Dieser Typus korrespondiert mit den Anforderungen der Arbeitgeber bezüglich sozialer Fähigkeit und Flexibilität.

Eine weitere Gruppe von Medizinischen Dokumentationsassistenten läßt sich ebenfalls eher funktional als inhaltlich charakterisieren. Es sind dies 13 Medizinische Dokumentationsassistenten, die überwiegend mit der Gewinnung von Daten und der anschließenden Präsentation der Ergebnisse beschäftigt sind. Dieser Typus (VI) läßt sich wie folgt charakterisieren:

Zur Präsentation gehören folgende Tätigkeiten:

- Reprographie
- Darstellung biostatistischer Daten mit Hilfe von Listen, Tabellen
  und Graphiken
- Material- und Datenzusammenstellung; Datenaufbereitung
- Informationsmaterial heraussuchen und verfügbar machen
- Präsentation von Ergebnissen bei Besprechungen

Der Präsentation von Ergebnissen geht in der Regel mindestens eine der folgenden Tätigkeiten voraus:

- Literaturrecherche
- Retrieval-/Textverarbeitung; Arbeit mit vorhandenen Datenbanken
- Benutzung von Standard-Software
- Aufbereitung und Durchführung statistischer Tests
- Auswertung und Interpretation biostatistischer Daten
- Aktive Teilnahme an Besprechungen (mit Aufgabenzuteilung)

Zusammenfassung

Innerhalb des Forschungsprojektes "Weiterentwicklung des Curriculums für Medizinische Dokumentations-Assistenten" wurden in einer Untersuchung folgende verschiedene MDA-Berufstypen herausgearbeitet:

Drei inhaltsbestimmte Berufstypen mit Tätigkeiten innerhalb eines Gebietes:
- Literaturdokumentation
- Basisdokumentation
- Programmierer (EDV)

Ein inhaltsbestimmter Mischtyp mit Schwerpunkten in

- EDV und Statistik

und zwei Funktionstypen:

- Allround-MDA (= Informationsmanager)
- Typus Datengewinnung und Präsentation

Bei jedem Typus ist der Bereich Informationsaustausch und Organisation (i.w.S.) immer zu einem bestimmten Teil vorhanden.

Literatur

/1/ FIABID-Tagebuch
(Arbeitsverrichtungen auf der Ebene des gehobenen Dienstes in
Spezialbibliotheken und Dokumentationsstellen)
Berlin: FV (Inst.f.Publizistik u.Dokumentationswissenschaften;
Inst.f. Bibliothekarsausbildung), 1977

/2/ Friedrich, H.-J.
Ansatz und Ergebnisse der Curriculumforschung für Medizinische
Dokumentationsassistenten
Frühjahrstagung der GMDS "Datenpräsentation", Heidelberg, 1979
=Medizinische Information u.Statistik 14, Berlin, Heidelberg,
N.Y., Springer 1979

```
**********************************
*                                *
*   Offene Fragen und Ausblick   *
*                                *
**********************************
```


Podiumsdiskussion

<u>Moderator:</u> Prof. Dr. Gustav Wagner
Deutsches Krebsforschungszentrum
Institut für Dokumentation, Informatik und Statistik
Im Neuenheimer Feld 280, D-6900 Heidelberg

<u>Einleitendes Referat:</u> Prof. Dr. Joachim Dudeck
Leiter der Staatl.Lehranstalt f.Med.Dokumentations-Assistenten
Institut für Med. Statistik und Dokumentation
Aulweg 123, D-6300 Gießen

<u>Teilnehmer:</u> Alle Referenten

Wagner:

Meine Damen und Herren,
wir kommen zum letzten Teil unserer heutigen Veranstaltung. Nachdem wir
heute morgen mehr Übersichtsvorträge über die Ausbildungsgänge und den
beruflichen Ausblick gehört haben, heute nachmittag praktische Erfahrungen aus dem Beruf, wollen wir in der jetzt folgenden Podiumsdiskussion noch einige offene Fragen und Ausblicke anschneiden. Ich habe mir
das   so vorgestellt, daß wir das nicht im Rahmen einer Konfrontation -
hier Referenten, dort Auditorium - tun, sondern daß wir das in einem
gemeinsamen Gespräch abwickeln wollen. Ich möchte also das Auditorium
ausdrücklich bitten, sich rege an den Fragen zu beteiligen. Sie können
sich selbstverständlich auch an den Antworten beteiligen; wenn Sie
glauben, daß Sie zu irgendeiner Sache etwas zu sagen haben, melden Sie
sich bitte, und ich werde dann versuchen, Ihnen das Wort zu erteilen.

Damit wir einen gewissen Fahrplan bekommen, haben wir Herrn Dudeck gebeten, zunächst einmal einige Fragen, die sich im Zusammenhang mit dieser Thematik ergeben, zu behandeln - und ich darf Herrn Dudeck einlei-
tend das Wort geben.

Dudeck:

Meine Damen und Herren, wir haben heute viel gehört und wir sollten
viel Zeit für die Diskussion haben. Deshalb will ich versuchen, mich so
kurz wie möglich zu fassen und nur ein paar Gedanken aufzureißen.

Im Laufe des Tages haben wir ein breites Spektrum von Ausbildungsmöglichkeiten im Bereich der Dokumentation und Information in der Medizin und auch außerhalb kennengelernt. Alle diese Ausbildungsmöglichkeiten sind in den letzten 10 Jahren entstanden. Sie sind aus dem Nichts heraus entstanden, da es vor 10 Jahren praktisch keinerlei Ausbildung in diesem Sektor gab. Bei solchen neu sich entwickelnden Bereichen ist es immer wieder so, daß die Entwicklung vorangetrieben wird durch einzelne Personen, an einzelnen Orten und daß die Entwicklungen, die dann entstehen, abhängig sind von den Möglichkeiten, die an dem jeweiligen Ort gerade vorhanden waren. So sind in Gießen und Ulm die Schulen für Medizinische Dokumentationsassistenten entstanden. In Heidelberg/Heilbronn ist der Ausbildungsgang mehr Ingenieur-orientiert, mit einem höheren level, und wir haben auch von der neuen Entwicklung an den anderen Fachhochschulen gehört.
In der ersten Phase, z.B. wenn dieser Kreis vor vier Jahren zusammengekommen wäre, war das Hauptproblem die Identität, die Anerkennung des Berufsbildes. Heute ist das weitgehend abgeschlossen, offiziell zumindest ist das Berufsbild des Medizinischen Dokumentationsassistenten als solches anerkannt. Aber es scheint doch so zu sein, wie wir aus dem Vortrag von Frl. Hörnlein entnehmen konnten, daß noch gewisse Identitätsprobleme bestehen. Die Identität eines Berufsbildes bedeutet, zu wissen, was man ist, wo man arbeitet, was man arbeitet, welche Verantwortung man trägt und die Anerkennung der Arbeit im weiteren Bereich. Das Identitätsproblem kann verstärkt werden durch die Bezeichnung des Berufes. Frl. Hörnlein hat das ebenfalls angeschnitten, und ich meine, die erste Frage, die wir als Ausblick diskutieren sollten, ist die Frage, ob wir eine Änderung der Berufsbezeichnung "Medizinischer Dokumentationsassistent" anstreben sollten. Zur Diskussion steht die Bezeichnung "Medizinischer Dokumentar", wie sie bereits in der Bezeichnung "Deutscher Verband Medizinischer Dokumentare", dem früheren "Verein Medizinischer Dokumentationsassistenten" zum Ausdruck kommt. Eine weitere Möglichkeit ist die Bezeichnung "Informatik-Assistent". In Anlehnung an den Dokumentar könnte man auch die Bezeichnung "Medizinischer Informar" erfinden. Das hätte einen gewissen Reiz. Sollen wir also die bisherige Berufsbezeichnung beibehalten oder sollten wir eine neue einführen, und wenn ja, welche?

Nach diesen 10 Jahren sind wir an einem Übergang zu einer zweiten Phase. Ich sagte vorhin, daß die bestehenden Ausbildungsgänge sehr stark von den örtlichen Möglichkeiten beeinflußt worden sind. Dadurch hat sich ergeben, daß diese einzelnen Entwicklungen nicht zueinander passen. Es ist heute mehrfach angesprochen worden, daß man eine Durchlässigkeit der einzelnen Ausgänge erreichen sollte. Nun ist das sehr leicht gesagt, aber die Frage ist, wie so etwas erreicht werden kann, welche Möglichkeiten es faktisch gibt, was konkret zu tun ist? Das sollte nach meiner Meinung das zweite Problem sein, das wir aufgreifen und diskutieren sollten. Wir sind uns wohl einig, dieses Problem nicht theoretisch anzugehen, sondern zu überlegen, wie man in der Praxis eine derartige Durchlässigkeit erreichen kann. Hier sind insbesondere die Vertreter der Fachhochschulen angesprochen, denn von ihrer Seite müßte eine Anerkennung des Medizinischen Dokumentationsassistenten ausgesprochen werden bzw. Vorschläge kommen, wie die Ausbildung des Medizinischen Dokumentationsassistenten verändert werden muß, damit die Fachhochschulen diese Ausbildung anerkennen.

Ein drittes Problem ist die Frage der tariflichen Eingruppierung. Hier werden wir wahrscheinlich nicht allzuviel diskutieren können, es sollte jedoch Herr Friedrich etwas über den gegenwärtigen Stand der Tarifverhandlungen sagen. Es ist so, daß wir von unserer Seite, auch von seiten des Deutschen Verbandes Medizinischer Dokumentare, zwar die Ausgestaltung des Tarifvertrages beeinflussen können, aber auf den zeitlichen Ablauf bis zur Inkraftsetzung kaum Einfluß nehmen können. Das Verfahren und der zeitliche Ablauf hängen von vielen Gegebenheiten, die außerhalb unserer Einflußmöglichkeiten stehen, ab. Aber es ist für Sie sicher interessant zu wissen, wie der Stand der Dinge ist, und vielleicht ergeben sich auch von Ihrer Seite Bemerkungen dazu, worauf man besonders achten sollte.

Nun sehe ich noch ein viertes Problem, was auch mehrfach angesprochen worden ist: die Praxisorientierung der Ausbildung. Vielleicht können wir noch etwas darüber diskutieren. Erfüllt die Ausbildung in der Form, wie sie jetzt konzipiert ist, die Anforderungen der Praxis? Natürlich ist es immer wieder so, daß diejenigen, die irgendwo an einem Arbeitsplatz stehen, feststellen, daß sie im Grunde nur einen kleinen Ausschnitt dessen benötigen, was sie gelernt haben. Das ist in jedem Beruf so und wird sich nicht ganz vermeiden lassen.

Die Schule soll Ihnen Kenntnisse vermitteln, daß Sie in der Lage sind, sich in alle Arbeitsgebiete des Medizinischen Dokumentationsassistenten einzuarbeiten und insofern muß die Ausbildung immer wesentlich breiter sein, als das, was der Einzelne später benötigt. Trotzdem müssen wir die Frage stellen, ob innerhalb der Ausbildung Schwerpunkte verändert oder neue Schwerpunkte gesetzt werden müssen. Zu dieser Frage sollten insbesondere die Referenten des heutigen Nachmittags beitragen, um das, was bereits gesagt worden ist, vielleicht noch etwas zu präzisieren und zu ergänzen. Wenn wir diese vier Punkte behandeln, werden wir genug Stoff für die uns zur Verfügung stehende Zeit haben.

Wagner:

Vielen Dank, Herr Dudeck; ich darf noch einmal wiederholen, Sie haben hier vier Problemkreise herausgestellt. Einmal die Frage der Berufsbezeichnung. Ich meine, wir sollten die Berufsbezeichnung als erstes in Angriff nehmen und sehr kurz behandeln, weil wir dazu nämlich nicht viel sagen können. Die tarifliche Eingruppierung sollten wir ebenfalls relativ kurz abhandeln, um dann zur Durchlässigkeit der Ausbildungsgänge und zur Praxisorientierung zu kommen. Ich möchte den Schwerpunkt der Diskussion auf die zwei Punkte "Durchlässigkeit der Ausbildungsgänge" und "Praxisorientierung der Ausbildung" legen und die anderen beiden Punkte wollen wir nur kurz ansprechen.

<u>Berufsbezeichnung</u>

Zur Berufsbezeichnung sollten wir zunächst die Frage stellen: Haben Sie wirklich den Eindruck gehabt, daß in Ihrem täglichen Berufsleben dadurch Nachteile entstanden sind, daß Ihr Beruf Medizinischer Dokumentationsassistent hieß? Meinen Sie, daß die Probleme geringer werden, wenn Sie die Bezeichnung Medizinischer Dokumentar haben?

Zur Einführung schlage ich vor, daß Leute, die sich damit befaßt haben - ich könnte mir vorstellen Herr Gaus oder Frau Zwick - ein paar Worte dazu sagen und ich darf zunächst einmal das Wort an Herrn Gaus geben.

Gaus:

Die Berufsbezeichnung Medizinischer Dokumentationsassistent ist sicherlich auch in Anlehnung an den Medizinisch-Technischen-Assistenten und an den Zytologischen Assistenten erfolgt. Selbstverständlich können Entscheidungen, auch die Entscheidung der Berufsbezeichnung "Medizinischer Dokumentationsassistent", revidiert werden. Das Problem, das ich heute sehe, liegt einerseits darin, daß wir in den vergangenen 10, 15 Jahren - solange es diese Berufsbezeichnung gibt - nun so langsam erreicht haben, daß sich die Berufsbezeichnung durchsetzt, andererseits gefällt sie uns nicht uneingeschränkt. Bei einer Änderung der Bezeichnung in jetziger Zeit müssen wir abwägen, ob der langfristige Gewinn, den wir aus einer besseren Berufsbezeichnung ziehen, den aktuell durch die Änderung entstehenden Schaden wettmacht. Es ist klar, daß das Wort "Assistent" als solches wenig Wortbedeutung und Aussagekraft hat. Ich finde die Bezeichnung "Dokumentar" auch sprachlich schöner, nur - wie gesagt - gebe ich zu bedenken, daß durch die Änderung zunächst ein Schaden entsteht, indem die Verwirrung zunächst noch größer wird, bis die neue Bezeichnung eingeführt ist und sich voll durchgesetzt hat. Lohnt sich der Aufwand, der für die Änderung der Berufsbezeichnung erforderlich ist?

Wir haben verschiedene Berufsbezeichnungen mehrmals diskutiert. Eine Teilfrage war, ob die Datenverarbeitung in der Berufsbezeichnung erscheinen soll.

Davon rate ich eher ab, da die Datenverarbeitung gerade dabei ist, ein Werkzeug für die allerverschiedensten Berufe zu werden, ein Werkzeug, dessen Benutzung mehr und mehr selbstverständlich wird und dessen Gebrauch in weiteren 10 Jahren vielleicht schon zur Allgemeinbildung gehört. Deshalb braucht meiner Meinung nach der Gebrauch dieses sicherlich sehr wichtigen Werkzeugs nicht ausdrücklich in der Berufsbezeichnung erscheinen.

Eine andere Teilfrage dieser Diskussion war, ob wir die Statistik in der Berufsbezeichnung anklingen lassen sollten. Aber auch das erscheint mir nicht so dringend. Nach wie vor erscheint mir die Dokumentation das wichtigste am Berufsbild zu sein, andererseits ist der Hinweis auf die Medizin wohl zwingend notwendig. Somit erscheint mir "Medizinischer Dokumentar" noch als die beste Alternative zur jetzigen Berufsbezeichnung.

Köhler:

Ich glaube auch, daß es sinnvoll ist, die Bezeichnung "Medizinischer Dokumentar" einzuführen, denn wir haben heute morgen von Herrn Geh gehört, daß jetzt auch ein Dokumentar analog zum Bibliothekar ausgebildet wird. Schon jetzt sehe ich Eingruppierungsschwierigkeiten, wenn der Dokumentar nach BAT Vb eingruppiert, und der Medizinische Dokumentationsassistent, der praktisch die gleiche - oder sogar eine weitergehende - Ausbildung hat, vielleicht wegen einer anders klingenden Berufsbezeichnung nicht gleichrangig eingestuft wird. Ich glaube, das Wort "Dokumentar" muß in der Berufsbezeichnung erscheinen.

Geh:

Ich darf einmal, vom öffentlichen Dienst herkommend, erwähnen, daß der
Begriff Assistent - und ich habe das heute morgen bei der Dokumenta-
tionsausbildung für die allgemeine Dokumentation erwähnt - dem level
des mittleren Dienstes zugeordnet wird. Dasselbe gilt im Bibliothekswesen; wir haben von Bundesseite her eine Ausbildung des Bibliotheksassistenten. Wenn man also beim Unterhaltsträger in dieser Beziehung etwas
erreichen will, glaube ich doch, daß man an der Berufsbezeichnung etwas
ändern muß. Aber es reicht nicht, die Berufsbezeichnung zu ändern, sondern die Ausbildung muß dann auch, wenn Sie den level des gehobenen
Dienstes erreichen wollen, entsprechend sein, muß also die entsprechenden Merkmale tragen. Lassen Sie mich noch eine Bemerkung hier anfügen:
Es ist mir so im Laufe des Tages eigentlich klar geworden, daß Ihre
Ausbildung zwischen dem gehobenen und dem mittleren Dienst liegt und
zwar näher beim gehobenen Dienst. Gerade die Vorträge heute nachmittag
haben das deutlich zum Ausdruck gebracht. Ich bin der gleichen Meinung
wie Herr Überla, der heute morgen hat kurz anklingen lassen, daß man
sich hier klar werden muß, ob man diese Zwitterstellung weiter durchführen will, oder ob man nicht doch den Sprung zum gehobenen Dienst
wagt, dann aber auch - wie Herr Überla meinte - etwas für den Unterbau
tun muß.

Wortmeldung aus dem Auditorium:

Ich möchte gleich an diese Bemerkung anknüpfen. Wir werden in Zukunft
ja an beiden Schulen eine dreijährige Ausbildung haben und damit wird
die Forderung nach der Dauer der Ausbildung für den gehobenen Dienst
erfüllt sein. Zum anderen haben wir mit der Umbenennung unseres Vereins
schon den ersten Schritt zur Bezeichnung Medizinischer Dokumentar getan. Schließlich möchte ich noch zu bedenken geben, daß der Dokumentationsassistent in der Hierarchie der Dokumentare an unterster Stelle
steht und wir in unserer Ausbildung doch dem diplomierten Dokumentar
entsprechen; also ist auch hier eine Rechtfertigung für den Medizinischen Dokumentar gegeben.

Wortmeldung aus dem Auditorium:

Für die Einrichtung eines Fachhochschulstudiengangs Diplom-Dokumentar,
Fachrichtung Bio-Wissenschaften in Hannover sind die Argumente, die
Herr Geh gerade angebracht hat, schon ausdrücklich ventiliert worden.
Ohne in irgendeiner Weise die Verdienste der Schulen schmälern zu wollen, sehen wir von der dortigen Projektgruppe auch das Problem, daß die
Schulen im Moment mit ihrem Ausbildungs-Niveau zwischen dem gehobenen
und dem mittleren Dienst stehen. Wenn sie - was wahrscheinlich sehr
sinnvoll ist - in die Richtung der Berufsbezeichnung eines Dokumentars
gehen, sollte auch die Ausbildung an den Schulen entsprechend abgerun-
det werden. Die Berufsbezeichnungsänderung als solche, da stimme ich
Herrn Geh voll zu, reicht für sich allein nicht aus.

Wagner:

Das ist völlig klar. Herr Friedrich, bitte als letzter Redner zu diesem
Punkt, denn wir kommen sonst nicht durch.

Friedrich:

Die Bezeichnung "Assistent" wird bezüglich des Tarifvertrages keinerlei
Schwierigkeiten bringen, gerade in der letzten Sitzung im vorigen Monat
hat man sich geeinigt, daß man den Begriff "Assistent" streicht und
weder den Bibliotheksassistenten, noch den Assistenten an Bibliotheken,
noch den Dokumentationsassistenten aufführt. Auf diese Bezeichnung wird
im Tarifvertrag überhaupt nicht mehr eingegangen werden. Und von den
Eingangsvoraussetzungen, die dort formuliert sind, erfüllt die Ausbildung der beiden Schulen für Medizinische Dokumentationsassistenten
schon jetzt das, was gefordert ist, um in den gehobenen Dienst zu kommen.

Wagner:

Vielen Dank, Herr Friedrich. Ich darf Ihnen gleich noch einmal das Wort
geben, denn ich möchte jetzt zum zweiten Komplex, zur tariflichen Eingruppierung kommen. Ich bitte Sie, sich kurz zu fassen, da wir diesen
Themenkreis ebenfalls nur kurz diskutieren wollen, damit wir etwas mehr
Zeit für die beiden letzten Punkte haben.

Tarifliche Eingruppierung

Friedrich:

Seit einigen Jahren beschäftigt sich eine Kommission im Bundesinnenmi-
nisterium, der Vertreter des Bundes, der Länder, der kommunalen Arbeitgeber sowie Experten aus dem Bibliothekswesen, dem Archivwesen und dem
Dokumentationswesen mit der Erarbeitung eines neuen gemeinsamen Tarifvertrages für das Bibliotheks-, Archiv- und Dokumentationswesen. Der
Geltungsbereich tritt optisch dadurch hervor, daß der Tarifvertrag
3-spaltig aufgeführt ist und die entsprechenden Merkmale jeweils auch
für die anderen Arbeitsbereiche gelten, was ausdrücklich in den Vorsät-
zen festgelegt ist. In diesen Beratungen – ich bin einer der Vertreter
des Dokumentationswesens – hat man es vorgezogen, die allgemeinen Tätigkeiten, die aus der klassischen Literaturbearbeitung kommen, in den
Tarifvertrag aufzunehmen. Es ist ausdrücklich ins Protokoll gegeben
worden, daß der Bereich der Datendokumentation sich noch so in Fluß
befindet, daß man nicht gewillt ist, spezielle Merkmale der Datendokumentation schon jetzt in den Tarifvertrag aufzunehmen. Besonders fehlt
für uns, d.h. für den Medizinischen Dokumentarbereich, noch die Aufnahme zweier Tätigkeitsstränge und zwar der Bereich der Diagnoseverschlüs-
selung und der Bereich der medizinisch-biometrischen Statistik.

Ansonsten können wir mit den bisherigen Ergebnissen insoweit zufrieden
sein, da wir viele unserer Tätigkeiten mit Tätigkeiten des Bibliotheks-
und Archivwesens gleichsetzen können und diese die Eingangsvoraussetzungen für die Eingangsstufe Vb haben.

Wortmeldung aus dem Auditorium:

Wir müssen also im Moment noch abwarten?

Friedrich:

Das Inkrafttreten des Tarifvertrages wird noch etwas länger dauern. Im
Frühjahr 1979 fand das erste Gespräch der Arbeitgeberseite mit der ÖTV
und der DAG über den Bibliotheksbereich statt. Frühestens im Herst werden die Dokumentare an die Reihe kommen. Ich rechne nicht mehr mit einer Behandlung in diesem Jahr.

Wortmeldung aus dem Auditorium:

Ich wollte ganz kurz anschneiden, ob die Bezeichnung "Assistent" auch
für mögliche Ausbildungsgänge auf dem mittleren Niveau fallengelassen
worden ist?

Friedrich:

Die Bezeichnung Assistent ist aus dem Tarifvertrag ganz entfernt worden. Der Vertrag formuliert von BAT X bis II.

Durchlässigkeit der Ausbildungsgänge

Wagner:

Damit kommen wir zum Punkt "Durchlässigkeit der Ausbildungsgänge". In
erster Linie bitte ich die Referenten von heute morgen. Vielleicht kann
Herr Geh anfangen und uns aus der Sicht der Bibliothekare etwas zur
Durchlässigkeit der Ausbildungsgänge sagen und vielleicht anschließend
Herr Leven etwas aus der Sicht der EDV und des Studienganges in Heidel-
berg/Heilbronn zu diesem Thema beitragen.

Würden Sie bitte anfangen, Herr Geh?

Geh:

Innerhalb des FIABID-Projektes haben wir untersucht, ob es möglich ist,
sowohl vertikal als auch horizontal eine Durchlässigkeit zu schaffen;
vertikal, ob es möglich ist, vom mittleren zum gehobenen, vom gehobenen
zum höheren Dienst aufzusteigen und horizontal, ob man von einem Bereich, also vom Bibliothekswesen zum Dokumentationswesen, zur Informationswissenschaft usw. überwechseln kann. Nun, ich müßte lange ausho-
len, um hier die Ergebnisse einigermaßen klar und deutlich vor Augen zu
führen. Was die Durchlässigkeit vertikal anbelangt, so sind wir nicht
zu Ergebnissen gekommen. Wir haben es zwar befürwortet, daß man tüchti-
gen Leuten aus einer unteren Stufe die Möglichkeit geben soll, auch
ohne Prüfung, auch "ohne Papierchen", wie es so schön hieß, die jeweils
höhere Stufe zu erreichen. Aber das wird, was den öffentlichen Dienst
anbelangt, sehr schwierig sein und es wird wohl nur Ausnahmefälle geben. Auch wurde von Kontaktstudium, Weiterstudium und was auch immer
hier angeboten werden kann, gesprochen. Wie gesagt, es wird die Durchlässigkeit befürwortet, aber, was den öffentlichen Dienst anbelangt, so
gibt es hier doch Barrieren, die zu überspringen sehr schwierig sein
wird.

Leven:

In Bezug auf das Problem der Durchlässigkeit der Ausbildung in Medizinischer Informatik sind wir derzeit in der Phase, daß man beginnen muß, eine Ist-Aufnahme durchzuführen. Im Moment kann man lediglich das Problem nennen, kann feststellen, daß es existiert. Man kann jedoch noch keine Problemlösung nennen, man kann nicht sagen, was im einzelnen getan werden muß. Es wird notwendig sein, eine Arbeitsgruppe zu bilden, etwa im Rahmen der GMDS. Erste Gespräche in dieser Richtung sind bereits im Gange, um eine Aufnahme des Ist-Zustandes durchzuführen, eine Analyse vorzunehmen und die Spezifikationen für eine mögliche Durchlässigkeit zu erarbeiten. Dabei erscheint mir, daß vermutlich von seiten der Ausbildung Medizinischer Dokumentationsassistenten etwas getan werden muß, vielleicht auch von seiten der Hochschulausbildung. Meines Erachtens ist die Durchlässigkeit nicht primär eine Frage der Anerkennung der Ausbildung Medizinischer Dokumentationsassistenten durch die Fachhochschule, sondern es geht im Grunde um eine aufsteigende Kompatibilität von seiten der Medizinischen Dokumentationsassistenten in Richtung Hochschulausbildung generell, d.h. also in Richtung der Ausbildung Diplom-Informatiker Fachrichtung Medizin.

Wagner:

Danke sehr, Herr Leven. Herr Dr. Köhler hatte sich heute morgen kritisch geäußert über die Nichtdurchlässigkeit der Ausbildungsgänge und ich möchte ihn fragen, ob er ein Patentrezept anbieten kann, das die Dinge durchlässiger macht als bisher.

Köhler:

Ich glaube, ich säße mit Sicherheit nicht mehr hier, wenn ich dieses Patentrezept hätte, dann hätte ich es bereits in die Praxis umgesetzt. Aber ich habe eine Anregung, die mir eingefallen ist bei den Überlegungen dazu. Könnte man nicht versuchen, die vorhandenen Kapazitäten der Kernuniversitäten und der Fachhochschulen in Zusammenhang mit den Medien Fernsehen und Radio zur Weiterbildung zu einem Fernunterricht im Medienverbund auszunutzen,insbesondere für Fachzweige, die geradezu nach einem Verbund drängen? Ich weiß nicht, ob das von Erfolg gekrönt sein wird. Herr Leven hat mir einige meiner Worte vorweggenommen und ich glaube, man müßte hier tatsächlich erst einmal Fakten sammeln, müßte mal vorfühlen und sehen, wo wir im Augenblick stehen und was machbar ist. Ich glaube, wir müssen es tun, das habe ich heute morgen auch in meinem Vortrag gesagt, nicht nur in unserem Fachbereich, sondern ganz generell und ich fände es sehr begrüßenswert, wenn unser Fachgebiet, die Medizinische Informatik hier der Vorreiter würde. Gerade weil wir ja ein junger Fachzweig sind, können wir uns solche Vorreitereien auch ohne weiteres leisten.

Dudeck:

Das große Problem in der Frage der Durchlässigkeit sehe ich darin, daß zum Beispiel an der Fachhochschule das Basisstudium wesentlich breiter angelegt ist als bei uns. Wir können aufgrund unserer Ausbildungsdauer und unserer Ausbildungsziele, auch wenn wir jetzt einen 3-jährigen Ausbildungsgang haben, es uns nicht leisten, eine derart breite Basis in Physik, Mathematik, Elektrotechnik unseren Schülern anzubieten, wie dies die Hochschule anbietet. Demgegenüber wären wir in den anwendungsorientierten Bereichen durchaus in der Lage, ein vergleichbares Niveau zu erreichen.

Das Problem ist also, daß wir im zweiten Teil der Ausbildung ein vergleichbares Niveau erreichen können, aber in der Basisausbildung nicht.

Das macht die Frage, welchen Teil der Ausbildung zum Medizinischen Dokumentationsassistenten man zum Beispiel bei einem Studium in Heidelberg/Heilbronn anerkennen kann, so schwierig, denn man kann eben gerade die ersten Jahre, wie es sonst z.B. beim Übergang vom Ing.-grad zum Dipl.-Ing. üblich ist, nicht anerkennen. Darin sehe ich das Hauptproblem, aber wir sollten uns trotzdem bemühen und uns zusammensetzen und versuchen, eine Lösung auf dem von Herrn Leven vorgeschlagenen Weg zu finden.

Wagner:

Vielen Dank, Herr Dudeck; ich glaube Sie haben ein ganz wichtiges Problem dabei angesprochen, nämlich die Breite der Ausbildung überhaupt. Wir haben ja heute morgen von Herrn Leven gehört, daß der Studiengang Medizinische Informatik in Heidelberg/Heilbronn 9 hauptamtliche und 36 nebenamtliche Ausbilder hat. Das können die Schulen in Ulm und Gießen natürlich nicht aufweisen. Auch das ist ein Problem und die Frage ist, wie breit man diese Schulen überhaupt ausstatten kann, eine wie breite Ausstattung noch sinnvoll ist.

Dudeck:

Nun muß man das wohl im Verhältnis zu den Studenten sehen; wir haben bei einem dreijährigen Ausbildungsgang maximal 2 x 35 = 70 Schüler im Unterricht und weitere 35 Schüler im Praktikum. Die Anzahl der Studenten in Medizinischer Informatik in Heidelberg/Heilbronn ist doch erheblich größer.

Leven:
Es sind derzeit etwa 255 Studenten.

Wagner:
Es sind also drei- bis viermal so viele.

Wortmeldung aus dem Auditorium:

Welche Möglichkeit gibt es für Personen, die bereits im Beruf stehen, sich nebenberuflich so weiterzubilden, damit sie die diskutierte Durchlässigkeit ausnutzen können und Aufstiegsmöglichkeiten haben? Könnten nicht die Schulen in Gießen und Ulm entsprechende Kurse und Fernkurse anbieten?

Gaus:

In den USA gibt es die Möglichkeit, eine Ausbildung in Form einer Schule zu machen, so wie wir das tun. Es gibt aber darüber hinaus auch noch correspondence courses, das sind Fernkurse mit Lehrbriefen und das ist wohl auch jetzt im Auditorium angesprochen worden. Dort gibt es die Möglichkeit, eine Ausbildung, z.B. zum Health Record Administrator, sowohl in Vollzeit-Kursen an Schulen, als auch berufsbegleitend als correspondence course zu machen. Diese Möglichkeiten gibt es in den USA auch deshalb, weil dort der Markt und die Anzahl der Auszubildenden unvergleichlich größer ist als in jedem europäischen Land und weil es dort entsprechende Berufsbilder schon seit fast 50 Jahren gibt.

Die zweite Frage, ob etwa die Schulen in Ulm und Gießen die Möglichkeit hätten, Medizinische Dokumentationsassistenten, die bereits im Beruf tätig sind, weiter- und fortzubilden, ist insofern schwierig zu beantworten, weil wir momentan weder die finanzielle noch die personelle Kapazität dazu haben.

Seit 1971/72 bieten wir in Zusammenarbeit mit dem Deutschen Verband Medizinischer Dokumentare einmal jährlich in den Ferien und im Wechsel zwischen Ulm und Gießen Fortbildungsveranstaltungen für nicht an Schulen ausgebildete Medizinische Dokumentationsassistenten an. Wir werden dieses fortführen; diese Kurse werden immer weniger Zusatzkurse für nicht an Schulen Ausgebildete, sondern immer mehr Fortbildungskurse für an Schulen Ausgebildete. Gerade die Kurse der beiden letzten Jahre haben bereits in dieser Richtung gewirkt: in den Kursen wurden ein oder zwei Themen vertieft bearbeitet und wir haben völlig offen gelassen, ob die Teilnehmer an Schulen für Medizinische Dokumentationsassistenten ausgebildet worden waren oder nicht. Ich kann mir durchaus vorstellen, daß in Zukunft diese Kurse ausschließlich von qualifizierten und bewährten Medizinischen Dokumentationsassistenten besucht und damit faktisch zu Fort- und Weiterbildungsveranstaltungen werden.

Köhler:

Ich wollte noch ein Beispiel nennen, wie die Fort- und Weiterbildung in einem anderen Fachgebiet gemacht wird, nämlich nicht bei den MDAs, sondern bei den MTAs. Es gibt in Deutschland zwei private Schulen, die zwei Jahre lang jeden zweiten Samstag von 8.oo - 18.oo Uhr mit einer halben Stunde Mittagspause eine höherwertige Weiterbildung anbieten. Die eine dieser Schulen ist in Leverkusen, die andere in Heidelberg. In Heidelberg kommen die fortbildungswilligen MTAs aus Süddeutschland und in Leverkusen die MTAs aus Norddeutschland zusammen. Die Schulen tragen sich aus den Kursgebühren der Teilnehmer selbst. Diese Fort- und Weiterbildung ist zwar staatlich noch nicht anerkannt und schließt auch nicht mit einer staatlich anerkannten Prüfung ab, aber ich glaube, daß dies nur eine Frage der Zeit ist. Die Fort- und Weiterbildung gewinnt mehr und mehr an Bedeutung und vielleicht sollte auch für die Medizinische Informatik insgesamt und für die Medizinischen Dokumentare speziell solche Fortbildungsmöglichkeiten geschaffen werden - es käme auf einen Versuch an.

<u>Praxisorientierung der Ausbildung</u>

Wagner:

Nun schlage ich vor, daß wir zum letzten Themenkreis kommen, der Praxisorientierung der Ausbildung. In erster Linie möchte ich die Referenten des Nachmittags bitten, hierzu noch kurz etwas zu sagen. Vielleicht kann Frau Hörnlein beginnen und dann laufend die anwesenden Damen und Herren einmal kurz dazu Stellung nehmen, ob Ihre Ausbildung an der Schule hinreichend praxisorientiert war und ob Sie jetzt Schwierigkeiten im Beruf haben.

Hörnlein:

Dazu kann ich sagen, daß mir meine Ausbildung genügt hat, um im Beruf
meiner Arbeit so nachzukommen, wie es verlangt wird. Sicherlich habe
ich mich wegen meiner Arbeit im Bereich der Tumor-Forschung in bestimmte medizinische Kenntnisse tiefergehend einarbeiten müssen. Die auf der
Schule erworbenen Kenntnisse außerhalb der Medizin haben mir aber bis
auf das Fach Statistik, das m.E. etwas zu kurz gekommen ist, ausgereicht.

Wagner:

Es ist ja völlig klar, und das haben auch mehrere Referenten des Nachmittags angesprochen, daß beim Eintritt in den Beruf eine Spezialisierung zwangsläufig erfolgen muß. Diese Spezialisierung kann nur in der
aktiven Berufstätigkeit erworben und nicht von der Schule mitgeliefert
werden.

Die Schule muß die Breite geben, so daß das gesamte Spektrum der eventuell auf Sie zukommenden Aufgaben durchsichtig wird und erledigt werden kann, die Spezialisierung muß dann im Beruf selber erfolgen. Dies
haben Sie auch selbst in Ihrem Vortrag ausgedrückt. Darf ich dann Frau
Lücking bitten.

Lücking:

Ich möchte zwei Punkte ansprechen, die mir für meine Berufstätigkeit
gefehlt haben. Vor allen Dingen hatte ich zu wenig Kenntnisse in Datenerfassung, insbesondere hatte ich die Erstellung von Erhebungsbogen
während meiner Ausbildung zumindest nicht besonders gut gelernt. Ich
weiß nicht, wie es heute ist, ich bin schon einige Zeit von der Schule
weg und möchte aber doch darauf hinweisen, daß das ein sehr wichtiger
Punkt ist für die spätere Berufstätigkeit in der Forschung. Ein anderes
Gebiet, in dem ich auch Schwierigkeiten hatte, war die Programm-Dokumentation, die in meiner Ausbildung ebenfalls ein wenig unter den Tisch
fiel.

Wagner:

Hier bieten sich doch ganz interessante Aspekte an, die man durchaus im
Unterrichtsplan der Schulen berücksichtigen sollte. Darf ich Herrn Wörz
dann kurz bitten.

Wörz:

Das allgemeine, breite Basiswissen, das die Schule vermittelt, ist auf
jeden Fall nützlich. Wie Sie aber auch vorhin schon angesprochen haben,
muß es durch Spezialisierung fortschreiten. Nach ein paar Jahren wird
sich, glaube ich, so etwas ähnliches wie eine Berufsmüdigkeit einstellen und dann sollten - wie bereits angesprochen - Möglichkeiten der
Fort- und Weiterbildung, etwa durch ein Fernstudium, bestehen. Zumindest für jene Absolventen, die schon einige Jahre von der Schule weg
sind und auf einem Spezialgebiet als Medizinischer Dokumentationsassistent tätig sind, also eine gewisse Richtung schon eingeschlagen haben,
wären Fort- und Weiterbildungsmöglichkeiten wichtig, damit sie sich
auch andere Arbeitsgebiete des Medizinischen Dokumentationsassistenten
für einen möglichen Arbeitsplatzwechsel offen halten können.

Maischberger:

Die Ausbildung, die ich an der Schule bekommen habe, reicht mir aus.
Allerdings wünsche ich mir, daß ich die Möglichkeit hätte, mich weiterzubilden. Ich möchte die Ausbildung nicht ankreiden, es ist klar, daß
man in der zur Verfügung stehenden Zeit nicht mehr bringen kann, aber
es wäre doch von Vorteil, wenn es noch einige spezielle Fortbildungskurse gäbe.

Wagner:

Sie schneiden auch einen schon behandelten Punkt an. Die Praxisorientierung der Ausbildung ist etwas anderes als die berufliche Weiterbildung, die wir beim Punkt "Durchlässigkeit der Ausbildungsgänge" mit angeschnitten hatten. Wir wollten eigentlich über die praxisorientierte
Ausbildung sprechen.

Maischberger:

Die Ausbildung an der Schule hat für meine Berufspraxis ausgereicht.

Wagner:

Diese Aussage ist sehr klar und eindeutig.

Hesseling:

Mir persönlich haben die vierwöchigen Praktika in unserer Ausbildung
viel gebracht. Es ist von großem Vorteil, wenn man in den Praktika einen Einblick ins Berufsleben bekommt und man dabei auch sieht und er-
fahren kann, ob man sich für diesen oder jenen Arbeitsbereich eignet.
Die Hinzunahme eines dritten Praktikums im neuen Ausbildungsplan und
die Verpflichtung, je ein Praktikum in der Dokumentation, in der Statistik und in der Datenverarbeitung zu machen, finde ich sehr gut. Persönlich kann ich sagen, daß wir in EDV hier in Ulm sehr praxisorientiert ausgebildet worden sind, weil wir eben immer am Rechner waren.
Von anderen habe ich gerade gestern gehört, daß in Statistik und in
Dokumentation die Praxisorientierung doch ein bißchen gefehlt hat.

Hönicke:

Im großen und ganzen bin ich auch mit der Ausbildung zufrieden. In einigen Dingen mußte ich mir natürlich zusätzlich praktische Erfahrungen
aneignen. Bei der Entwicklung von Formularen sind viele Überarbeitungen
notwendig wegen Dingen, die man nicht von Anfang an berücksichtigen
kann. Dabei macht man eben seine Erfahrungen und keine Ausbildung gibt
einem diese praktische Erfahrung mit, das ist ganz klar. Gut finde ich
den Vorschlag von Herrn Gaus, MUMPS als Unterrichtsfach einzuführen, da
es mit Sicherheit in der Zukunft im medizinischen Bereich sehr stark
eingesetzt wird.

Wagner:

Vielen Dank. Die Praxisorientierung der Ausbildung ist ein Lernprozeß
auch für die Lehrenden, nicht wahr, und wir können die Ausbildung immer
nur schrittweise verbessern. In diesem Prozeß werden auch die, die dafür an den Schulen und an den Universitäten Verantwortung tragen, nie
aufhören zu lernen.

Vielleicht darf ich noch Herrn Dudeck bitten, sich zu äußern.

Dudeck:

Ich wollte die Frage nach den Weiterbildungsmöglichkeiten noch einmal
aufgreifen. Wie stellen Sie sich die Weiterbildung vor, was haben Sie
damit im Sinn? Darf ich fragen, ob Sie ganz allgemein das Bedürfnis
haben, sich weiterzubilden, also um das Gefühl zu haben, ich bleibe
nicht stehen, ich eigne mir neues Wissen an, oder ob Sie damit einen
höheren level an beruflicher Qualifikation anstreben?

Wortmeldung aus dem Auditorium:

Ich strebe einen höheren level an.

Dudeck:

Stellen Sie sich vor, daß es Medizinische Dokumentare mit verschiedenen
levels gibt? Also etwa einen Medizinischen Dokumentar level A mit drei-
jähriger Ausbildung, dann einen level B, den man nach 4-jähriger Berufspraxis und weiteren 6 Monaten Training erreichen kann, stellen Sie
sich so etwas vor?

Wortmeldung aus dem Auditorium:

Ja, so stelle ich mir das in etwa vor. Ich möchte zum einen eine höhere
Stufe erreichen, zum andern aber auch mein Wissen echt ausweiten.

Dudeck:

Wären Sie bereit, ein Studium von 4 Jahren durchzuführen oder wollen
Sie das Niveau, das Sie anstreben, mit einem Kürzlehrgang erreichen?

Wortmeldung aus dem Auditorium:

Einen Kurzlehrgang finde ich eigentlich weniger gut. Ich wünsche mir
eine Fort- und Weiterbildung, die man neben dem Beruf absolvieren kann,
etwa so wie das Herr Köhler vorher vorgeschlagen hat. Das könnte entweder ein Fernkurs sein oder in Form von Kursen, wie sie die Industrie-
und Handelskammer anbietet, um ihre Leute fortzubilden. Warum soll das
in unserem Beruf nicht möglich sein?

Wagner:
Herr Velthoven hatte sich zu Wort gemeldet, bitte sehr.

Velthoven:

I'll try it in English. This morning I mentioned a study in the USA,
where people were educated for 20 tasks and did only 4 in practice. And
maybe this is also the case in Germany. That's one, but I have also
something to say in relation to the discussion that we have had now
here. Of course you may say, you should have a broad education in a
certain school for a certain profession. But I think there is also a
place for training in solitary tasks, let us say, a training just for a
coding-clark and nothing more. Many people do not want more and they
can do a good job. And than it is very efficient to give them a training they want and not more. And that is the point, to give such oppor-
tunities, maybe by the schools, maybe by the professional's association.

Leven:

Ich möchte nochmals hinweisen auf die Heterogenität der Ausbildung in
Medizinischer Informatik, die wir heute einige Male kennengelernt haben. Ich stelle im Prinzip fest, daß ein Bindeglied für alle Ausbildungsgänge auf dem Hochschulsektor existiert, und zwar ist dies das
Zertifikat Medizinischer Informatiker der Gesellschaft für Informatik
(GI) und der Gesellschaft für Medizinische Dokumentation, Informatik
und Statistik (GMDS). In Bezug auf die Frage der Weiterbildung, die
eben angesprochen wurde, bin ich der Meinung, daß die im Zertifikat
Medizinischer Informatiker formulierte Idee der komplementären Weiterbildung, komplementär zum Eingangsstudium, für die Weiterbildung der
Medizinischen Dokumentare ebenfalls relevant ist. Unabhängig von der
Problematik, daß eine der Voraussetzungen für die Erlangung des Zertifikats Medizinischer Informatiker ein adäquates Hochschulstudium ist,
bin ich der Meinung, daß jeder Medizinische Dokumentar eine komplementäre Weiterbildung betreiben kann in advanced-courses, summer schools
usw. Vielleicht sollte man sich gerade in dieser Hinsicht einmal Gedanken machen, wie viel von den anderen Ausbildungsgängen her in dieser
Richtung geboten werden kann. Ich möchte mir z.B. vorstellen, daß wir
in Heidelberg/Heilbronn langfristig das Potential haben, um z.B. für
Medizinische Dokumentationsassistenten ein derartiges Angebot in Form
eines advanced-course oder einer summer school zu schaffen. Das Bindeglied für alle Ausbildungsgänge im Bereich der Medizinischen Informatik
ist nach meiner Meinung das Zertifikat Medizinischer Informatiker und
das sollte auch das endgültige Fernziel sein, welches wir mit dieser
Durchlässigkeitsfrage anstreben. Praktisch sollten alle Ausbildungen
auf diesem Gebiet mit dem Zertifikat Medizinischer Informatiker sozusagen synchronisiert werden. Das ist ja der Versuch, der heute auf der
Hochschulausbildungsseite praktiziert wird, der aber meines Erachtens
durchaus nach unten weiter fortgesetzt werden könnte.

Was die Differenzierung der Ausbildung betrifft, so bin ich der Meinung, daß auch nach unten hin etwas getan werden muß. Wir sollten also
nicht nur die jetzige Ausbildung zum Medizinischen Dokumentar anheben,
sondern auch eine Ausbildung mit niedrigerer Qualifikation und für nie-
drigere Anforderungsspektren anstreben. Diese Probleme sind aus der
heutigen Praxis schon allgemein bekannt.

Wagner:

Meine Damen und Herren, wir könnten sicherlich noch stundenlang über
diese Probleme diskutieren. Aber ich stehe vor dem Dilemma, daß die
Podiumsdiskussion vor 10 Minuten hätte beendet sein sollen. Ich möchte
jetzt also nur noch zwei Sprecher zu der Diskussion zulassen, nämlich
Herrn Gaus und Herrn Dudeck, und dann wollen wir die Diskussion been-
den. Fertig, im strengen Sinne, werden wir mit den angesprochenen Problemen heute ohnehin nicht!

Gaus:

Ich möchte noch ganz kurz eingehen auf die Praktikumsberichte der Berufspraktikanten und das feed-back, das jede Schule und jede Ausbil-
dungseinrichtung von der Praxis braucht. Gerade die Praktikumsberichte,
die wir jedes Jahr von unseren Berufspraktikanten bekommen, sind für
die Schule eine außerordentlich wertvolle Anregung.

Die eben vorgetragenen Anregungen, wir müßten mehr Datenerfassung und
Formulartechnik treiben, haben wir bereits vor drei Jahren von unseren
Berufspraktikanten gehört und wir haben diese Anregung gerne aufgegrif-
fen und in den Lehrplan eingebaut. Die Anregung, die auch gestern im
Kolloquium der Berufspraktikanten wiederholt ausgesprochen worden ist,
wir sollten die Programmdokumentation forcieren, ist uns außerordentlich wertvoll, und ich kann Ihnen versichern, daß wir diesen feed-back
von der Praxis in die Schule gerne aufnehmen werden.

Dudeck:

Ich glaube, einer der wesentlichen Fortschritte des heutigen Symposiums
dürfte der Vorschlag von Herrn Leven sein, den ich nachhaltig unterstützen möchte. Wir haben bisher immer in den verschiedenen Ausbildungsgängen getrennt gedacht. Vermutlich war das keine gute Lösung,
sondern es ist günstiger, ähnliche Zertifikate wie das Zertifikat Medizinischer Informatiker auf verschiedenen levels einzuführen und bestimmte postgraduate Ausbildungen in Zusammenarbeit mit Heilbronn und
den Schulen in Ulm und Gießen den Medizinischen Dokumentationsassistenten anzubieten. Ich glaube, das wäre ein völlig neuer Weg im deutschen
Ausbildungswesen, der seit langem fehlt und wir sollten versuchen, ihn
in unserem Bereich zu realisieren. Wenn wir das als Anregung aus dem
heutigen Tag mitnehmen und es in den nächsten Jahren realisieren können, dann wäre es ein großer Erfolg.

Wagner:

Ich glaube, mit dieser Bemerkung von Herrn Dudeck, die Sie ja entsprechend quittiert haben, sollten wir das heutige Rundtischgespräch
schließen. Ich danke Ihnen für Ihre Aufmerksamkeit!

```
*******************
*                 *
*   Schlußwort    *
*                 *
*******************
```

Prof. Dr. Wilhelm Gaus
Leiter der Schule für Medizinische Dokumentationsassistenten
der Universität Ulm
Klinische Dokumentation
Prittwitzstr. 6, D-7900 Ulm-Donau

In Anbetracht auch der fortgeschrittenen Zeit möchte ich die Tagung recht rasch schließen.

Ich hoffe, daß Sie die eine oder andere Idee hier von unserem Symposium mitnehmen können. Wenn es uns gelingt, in dem Sinne, wie es gerade in den letzten Wortmeldungen angeklungen ist, fruchtbar zu werden, dann glaube ich, hat sich das Symposium, das wir anläßlich des 10-jährigen Geburtstags der Schule für Medizinische Dokumentationsassistenten der Universität Ulm veranstaltet haben, gelohnt.

Mir bleibt die wirklich angenehme Pflicht, allen Referenten, auch genauso allen Teilnehmern am heutigen Tag recht herzlich für ihr Erscheinen, für ihre Mühe und für ihre Geduld zu danken.

Damit schließe ich das Symposium.

Bio-mathematics

Managing Editors: K. Krickeberg, S. A. Levin

Forthcoming Volumes

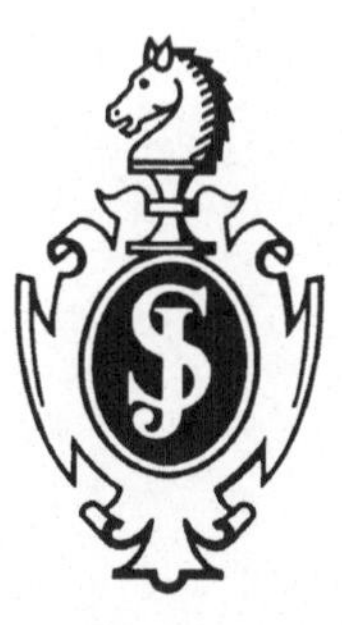

Springer-Verlag
Berlin
Heidelberg
New York

Volume 8
A. T. Winfree

The Geometry of Biological Time

1979. Approx. 290 figures. Approx. 580 pages
ISBN 3-540-09373-7

The widespread apperance of periodic patterns
in nature reveals that many living organisms are
communities of biological clocks. This land-
mark text investigates, and explains in mathematical terms, periodic processes in living
systems and in their non-living analogues. Its
lively presentation (including many drawings),
timely perspective and unique bibliography will
make it rewarding reading for students and re-
searchers in many disciplines.

Volume 9
W. J. Ewens

Mathematical Population Genetics

1979. 4 figures, 17 tables. Approx. 330 pages
ISBN 3-540-09577-2

This graduate level monograph considers the
mathematical theory of population genetics,
emphasizing aspects relevant to evolutionary
studies. It contains a definitive and comprehensive discussion of relevant areas with references
to the essential literature. The sound presentation and excellent exposition make this book a
standard for population geneticists interested in
the mathematical foundations of their subject
as well as for mathematicians involved with
genetic evolutionary processes.

Volume 10
A. Okubo

Diffusion and Ecological Problems: Mathematical Models

1979. Approx. 114 figures. Approx. 300 pages
ISBN 3-540-09620-5

This is the first comprehensive book on mathematical models of diffusion in an ecological
context. Directed towards applied mathematicians, physicists and biologists, it gives a
sound, biologically oriented treatment of the
mathematics and physics of diffusion.